# ゼロから学ぶ医薬統計教室

著 者　**佐藤泰憲**　千葉大学大学院医学研究院
　　　　　　　　　　未来医療グローバル治療学研究講座
　　　　**五所正彦**　愛知医科大学先端医学研究センター

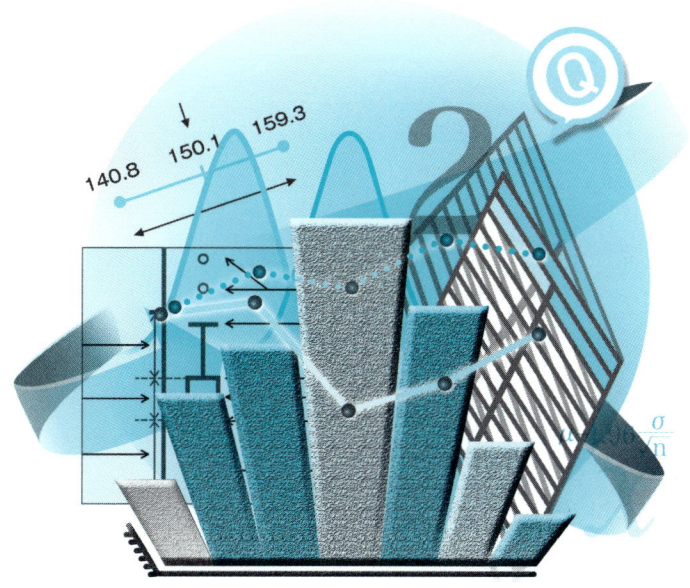

**MEDICAL VIEW**

本書では，厳密な指示・副作用・投薬スケジュール等について記載されていますが，これらは変更される可能性があります．本書で言及されている薬品については，製品に添付されている製造者による情報を十分にご参照ください．

**Introduction to Biostatistics**
(ISBN 978-4-7583-0044-5 C3047)

Authors : Yasunori Sato
　　　　　Masahiko Gosho

2014. 9. 1　1st ed

ⓒ MEDICAL VIEW, 2014
Printed and Bound in Japan

**Medical View Co., Ltd.**
2-30 Ichigayahonmuracho, Shinjyukuku, Tokyo, 162-0845, Japan
E-mail　ed @ medicalview.co.jp

# はじめに

　最近、統計学が流行しているように感じることがあります。書店に行くと売り場には「統計学は最強！」というキャッチコピーが大きく書かれ、統計関連のビジネス・経済書籍が山積みになっているのを目にします。また、新聞やテレビなどでは「ビッグデータの活用に統計学が必要不可欠」などと注目されていたりします。なぜこのように統計学がブームになっているのでしょうか？
　医学にかかわらずどの分野においても、意思決定が必要です。データの適切な要約と統計解析を通じて、データに基づいた客観的な意思決定の材料や根拠が得られるので、統計学やデータサイエンスが注目されているのです。本書が主に扱う医学、薬学、健康科学領域では、根拠に基づく医療（evidence-based medicine；EBM）という考えが普及しています。その根拠（エビデンス）となるものは、統計的データとして表されるので、医薬統計学の考え方が不可欠です。
　医薬統計学は、「医学・薬学・健康科学における統計的問題を解決するための方法論を発展させ、その方法論を用いて医学研究者たちと一緒に問題解決を行う固有の学問」です。したがって、生物統計家と医学研究者がコミュニケーションを図りながら、データの取り方（研究計画の立案）、データ解析の方法、得られた結果の解釈、論文の執筆などを行っていきます。両者の連携と対話が不可欠ですが、医学研究者は生物統計学のことを、生物統計家は医学・薬学のことを、ある程度理解していないと対話が成立しません。
　大学内外で医薬統計コンサルテーションを行っていると、「このデータの$p$値を計算してください」、ひどいときは「学会発表をするのでこのデータで有意差をつけてください」という相談を受けることがあります。医薬統計というものを、統計ソフトで$p$値を計算すること、平均と標準偏差を計算してグラフにすること、グラフにエラーバーを書き込んで有意差マーク★印をつけること、と思いこんでいる人が少なくないようです。
　また困ったことに、統計手法はその使い方によって、解析結果が違ったり、本当は有意でないものが有意であるといった逆の結論を導いてしまったりすることがあります。特に医学・薬学研究では、統計解析の結果が治療法や医薬品の評価に直接的な影響を与えます。誤った結論を導くと多くの患者さんが大きな被害をこうむってしまうので、細心の注意を払う必要があります。

そこで、これから初めて医薬統計を勉強したい、これから臨床研究を始めたい、医学論文を読んでも統計手法がまったくわからない、生物統計家に質問をしたいけど何を聞いてよいかわからないので自分の頭のなかを整理したい、最強の学問といわれている統計学を身につけ、宇宙怪人しまりすの宇宙征服を阻止したい人などを対象に、臨床医学論文を読むときや、生物統計家との対話に事前に知っておいたほうがよい用語・統計手法、誤用しやすい統計手法などを中心に解説する入門書を執筆することにしました。

　本書は3章からなっており、第1章では臨床研究論文を読み書き、または実施する際に最低限知っておくべきキーワードを解説します。第2章では、臨床研究論文などで最頻出の統計手法を中心に事例を通して解説します。本書を教科書代わりにする場合には、わかりにくいところを素通りしてもよいので、両章に一通り目を通してください（なお、第1章、2章で例としてあげた統計データの大半は、初学者の方に向けてわかりやすく説明するために、著者が作成したものです）。そして最後に、第3章では、世界で最も権威のある臨床医学雑誌New England Journal of Medicineに掲載された論文を取り上げて、臨床研究に適用された統計解析手法を第1章から第2章までの知識を生かして眺めてみましょう。

　本書は、医薬統計学の基本概念を把握し生物統計家とのコミュニケーションを図りたいという研究者の要望に応えたつもりです。全般を通じて、統計学的概念を理解していただくことを優先して、数学的理論や数式的表現は極力避けました。実際の計算を行う場合は統計ソフトウェアを利用し、より専門的な統計理論を学びたい場合は統計学の専門書を参照していただきたいと思います。

　最後に、原稿を読んで貴重な意見をしていただいた千葉大学医学部附属病院臨床試験部 大原璃恵さん、高橋 翔さん、長島健悟さんに心から謝意を表します。

平成26年8月

千葉大学大学院医学研究院未来医療グローバル治療学研究講座
**佐藤泰憲**

愛知医科大学先端医学研究センター
**五所正彦**

# 目次

## プロローグ
### warm up – まずは医薬統計を身近に感じよう

**医学・薬学研究にどうして統計学が必要なの？**
**— 統計を学ぶ意味って何？** ……………………………………………… 2

EBMの広まりと統計学／統計手法の種類が増えている／データの取り方・要約の仕方で結果が変わる！？

## 第1章
### これだけは押さえておこう！ 必須医薬統計用語

### 統計データの取り方

**01 バラツキとバイアス** …………………………………………………… 8

正確な血圧測定器と高めに出る血圧測定器での結果は！？／どんなデータにも「バラツキ」がある！／使った測定器でデータが偏る＝バイアスあり！／❶真の値とデータから推定された値の系統的差って？

**02 交絡** …………………………………………………………………… 12

天然水と水道水？　長生きとの関係はあるの？／年齢別に調べたら結果が変わった！？／「高齢者の長生き志向」が原因だった！／❶統計学的に有意ってどういうこと？

**03 ランダム化** …………………………………………………………… 16

治療法を割り付ける／治療選択バイアス？／ランダム化で正しく比較できる！／ランダム化はどうやって行うの？／ランダム化と無作為抽出の違い／無作為抽出は現実には不可能！

**04 盲検化** ………………………………………………………………… 20

割り付けや評価結果を隠して治療する＝盲検化／試験の評価項目の判定を盲検化する「PROBE法」

# 統計データのまとめ方

## 05 データの種類 …………………………………… 22
身の回りにあるデータ／データにも色々な種類がある！／「0」があったら比例尺度！／「値と値の差」に意味があったら間隔尺度！／間隔尺度は倍にできない！？／質的データ＝カテゴリー分けするデータ／名義尺度は、順序づけに意味がない質的データ／順序がつけられれば、順序尺度

## 06 度数分布 …………………………………… 28
自分の順位を知る方法？／第1ステップ！　データの分布を調べる／第2ステップ！　度数分布表から値の位置を知る

## 07 平均 …………………………………… 32
学部別の睡眠時間を調べる！／数字や図でデータの特徴をつかむ！／平均値＝だいたい真ん中！？／歪んだ分布のとき　→平均値≠だいたい真ん中

## 08 標準偏差 …………………………………… 36
A薬とB薬は何が違うの？／平均は同じだけどバラツキが違う！？／ヒストグラムより正確な情報を与える分散や標準偏差／分散って何？／🔍 なんでn−1で割るの？／じゃあ標準偏差って何？／ Column ①自由度って何？／②成長曲線のしくみ

## 09 標準誤差 …………………………………… 44
平均値の平均値？／推定値の信頼度をみるには「標準誤差」／🔍 結局、標準誤差は標準偏差とどう違うの？／ Column エラーバーの使い分け

## 10 図示表現法（ヒストグラム、箱ひげ図、散布図）…………… 48
データの特徴を目でみるには？／ヒストグラムでデータを俯瞰する！／ヒストグラムからデータの特徴をとらえるために／箱ひげ図では少ないデータの特徴を調べる！／「ひげ」は最大値から最小値まで伸びる／箱ひげ図の読み方／散布図で2つの変数の関係がわかる／やっとわかった！　正の相関、負の相関

## データ評価・比較の方法（推定）

### 11 点推定と区間推定 ……………………………………… 56
日本中の患者の平均血圧が知りたい！　どうする？／「点推定」と「区間推定」？／区間推定は誤差を考えて推定する方法／🅠 そもそも推定って何？

### 12 信頼区間 ……………………………………………………… 60
信頼区間を求めてみよう／95％信頼区間と母集団の関係／そもそも信頼区間って？／信頼度「95％」が意味すること／よい信頼区間とは？

### 13 比・率・割合 ………………………………………………… 64
データから比・率・割合を計算してみる／比はX：Yの値／割合はX/Yの値／率は時間あたりの頻度のこと／死亡率を実際に計算してみる

### 14 リスク比とオッズ比 ………………………………………… 68
喫煙者と非喫煙者の肺がんの「リスク」について調べたい／リスクを「比」でみてみよう！／肺がんの患者で喫煙者の割合をみてみると…？／リスク比が使えない？　→そんなときはオッズ比！／そもそも、オッズって？／オッズからオッズ比を出そう！／オッズ比が出たら…結果をどう読む！？

## データ評価・比較の方法（検定）

### 15 帰無仮説と対立仮説 ………………………………………… 72
自動血圧計の精度は？　→水銀式と比べてみる／2つの血圧計で差はあるか？　→検定で答える！／帰無仮説と対立仮説の違いは、「知りたいことを否定から入るかどうか」／ Column 有意症

### 16 2種類の過誤（第1種の過誤・第2種の過誤） …………… 76
対立仮説が正しいというために…／過誤の分類／第1種と第2種の過誤、どちらも小さくするのは無理！？／過誤をできるだけ小さくする基準「有意水準」

**17** *p*値 ......................................................................................... 80

プラセボと比較して新薬の効果を知る　→まずは仮説から考える／帰無仮説を棄却する基準って？／解析結果がどんなに珍しいかを示すのが*p*値／結果が珍しいのは、そもそも帰無仮説が間違っているから　→棄却！／「有意差あり」が意味するもの／*p*値の弱点と対処法

## 第2章
# シチュエーション別解析・結果解釈法

## 連続する値のデータを評価する

**01** 対応がある2群を比較するときには「1標本*t*検定」......... 86

ダイエットドリンクの効果を調べるには？／1人1人のBefore and Afterを調べればOK／対応のある*t*検定って？／ なぜ対応があるデータには「1標本*t*検定」を使うの？／ Column　1標本*t*検定の検定統計量*t*

**02** 対応がない2群を比較するときには「2標本*t*検定」......... 90

2つの「群」で差があるかを調べたい　→検定を実施する／第1ステップ！　仮説を立てる／第2ステップ！　検定統計量*t*値を計算…　*t*値って？／最後のステップ！　*t*値から*p*値を出して有意か調べる

**03** 3群以上を比較するときには「分散分析」............................ 94

薬剤の用量別に薬効を比べるには？／2用量ずつ組み合わせて検定を行う？　→誤る確率が高くなる！／分散分析を使えばＯＫ！／一元配置とは？　→1つの要素でグループを識別する／「全体の平均からのズレ」を分解して解析するのが分散分析！／二元配置とは　→2つの要素でグループを識別する／共分散分析って？／3つ以上の要素があるときは…？

**04** 2つの群の関係性をみるときには「相関と回帰分析」... 100

相関の有無が知りたい　→散布図を書いてみよう／相関の強さが知りたい　→相関係数を使う！／相関係数が0.81＝相関が強い！…と言い切れないときもある／相関の強さを予測に役立てる方法「回帰分析」／回帰分析では具体的に何を求めるの？／回帰直線

が描けても満足はできない！？／寄与率だけで回帰式の評価をしてはダメ！　→必ず散布図などで確認しよう／Column　相関係数の計算式

### 05　因果関係を探るときには「重回帰分析」…………………… 108

血圧に影響するのは年齢だけじゃない！　→重回帰分析で解決／偏回帰係数の解釈に注意しよう！／Column　作った重回帰式が役に立つかを調べよう！

## 2つに分類したデータを評価する

### 06　関連性を調べるときには分割表の解析「カイ二乗検定」… 112

薬で症状が「改善するかどうか」を調べたい／質的なデータをまとめてみよう　→分割表を作ってカイ二乗検定で調べる／期待頻度を求めてみる／Column　期待頻度が5未満の場合にカイ二乗検定は使えない！？

### 07　あるイベントが発生する確率を予測するときには「ロジスティック回帰分析」………………………………………… 116

薬の投与量と「生死」の関係を調べたい／ラットが半分死亡する投与量を求める　→単回帰分析！？／ちょっと待って！　回帰分析できないデータに注意／ロジスティック回帰分析で万事解決！／ロジスティック回帰分析のよいところ／回帰分析できないデータはどうやって判別するの？

## イベント発生までの時間を評価する

### 08　ある時点までの生存時間をみるときには「Kaplan-Meier法」……………………………………………… 122

抗がん剤で生存期間に差があるか知りたい！／得られたデータから生存割合を計算してみよう！　→Kaplan-Meier法／打ち切りがある場合の計算方法に注意！／求めた生存割合の結果を図示してみよう！　→Kaplan-Meierプロット／生存曲線からわかることって？／Column　生存時間解析が開発されたワケ

**09** 生存曲線の比較をするときには「log-rank検定と一般化Wilcoxon検定」·············· 128

2つの生存曲線を比較してみる／STAR-1のほうがAU-5よりも生存期間を延ばす？／どうやって生存曲線の有意差を調べるの？→log-rank検定を使おう！／log-rank検定って何者？／一般化Wilcoxon検定とどう使い分けるの？／実際にlog-rank検定を使って結論を出すと…？

**10** ハザード比を推定するときには「Cox回帰分析」········ 132

データに偏りがあるときの生存時間解析はどうする？／Cox回帰分析を使おう！／ハザード比って何？／やっぱり遠隔転移の有無が予後を左右していた！／Cox回帰分析を実際に使ってみると…？／Cox回帰分析も万能ではない！？

## 第3章

## 腕試し！ －実際に論文を読んでみよう－

### ① 連続データの解析 ·············· 140

まずは研究内容をチェックしよう！／結果をどう読む？　→統計的にみてみよう！／🅠調整平均って何？

### ② 2値データの解析 ·············· 146

まずは研究内容をチェックしよう！／結果をどう読む？　→統計的にみてみよう！

### ③ 生存時間データの解析 ·············· 150

まずは研究内容をチェックしよう！／結果をどう読む？　→統計的にみてみよう！

参考書籍 ·············· 155
索引 ·············· 156

## プロローグ

# warm up-
# まずは医薬統計を
# 身近に感じよう

## Prologue

warm up – まずは医薬統計を身近に感じよう

# 医学・薬学研究にどうして統計学が必要なの？
## ―統計を学ぶ意味って何？

### ▌EBMの広まりと統計学

　医学・薬学の分野では、15年ほど前から根拠に基づく医療（evidence based medicine；EBM）という考えが広く認められるようになってきました。根拠となるものは、多くの場合に統計的データとして表されます。そのため、医薬統計学（biostatistics）の考え方が必要不可欠になってきたのです。

　Biostatisticsは、日本語では生物統計学・医療統計学・医学統計学・医薬統計学・バイオ統計学などと訳されていますが、決まった訳はありません。本書では医薬統計学ということにします。

### ▌統計手法の種類が増えている

　EBMの考え方の普及やコンピュータの発展に伴い、医薬統計学も大きく変わりました。それを明確に示しているのが、Hortonらの調査結果（Horton NJ, Switzer SS：Statistical methods in the journal. N Engl J Med 353：1977-1979, 2005）です。

　New England Journal of Medicine（世界で最も権威ある臨床医学雑誌；NEJM）に掲載された論文を調べ、そこで使われていた統計手法を分類、集計した調査です。

　すると、1978〜1979年の調査では、平均や標準偏差、割合などのデータを要約する記述統計が半分以上で、難しい統計手法はあまり使用されていませんでした。

一方、2004〜2005年の調査では、生存時間解析、重回帰分析、多変量解析、疫学的統計手法、多重比較などの手法を使った論文が急激に増えていることがわかりました。もちろん、平均や標準偏差などの記述統計は30年前と同様によく使われていますが、統計手法が多様化しているとみていいでしょう。

　つまり、最近では平均値と$p$値だけ知っていれば十分とはいえないのです。さまざまな統計手法を理解していないと医学論文を読むこと・理解することはできません。

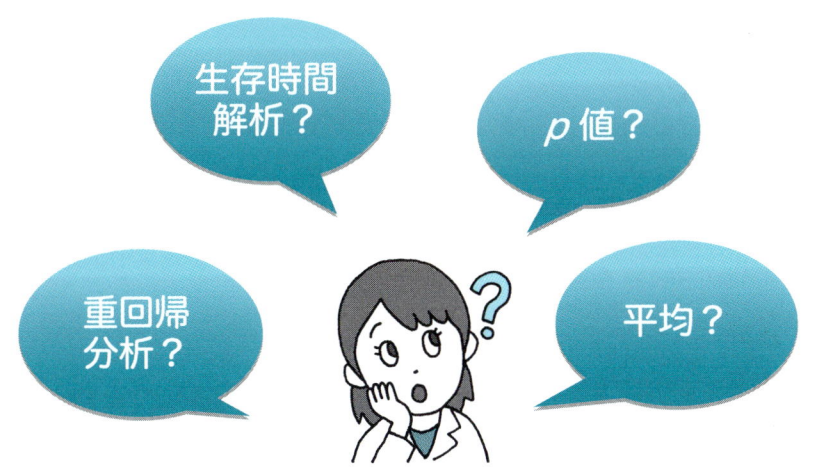

## ▍データの取り方・要約の仕方で結果が変わる！？

　論文を読むうえで、統計手法を知っておくことはもちろん重要です。一方で、実際に自分で医学研究を行いデータを取った際に、データを正しくまとめ、解釈することも重要です。

　医学研究では、データの取り方・整理の仕方によって結果が異なってしまうことがしばしばあります。

　ここで、興味深い例を紹介しましょう。

warm up – まずは医薬統計を身近に感じよう

　ある年のカリフォルニア大学バークレイ校の合格割合を性別で比較し、まとめた論文をみてみましょう (Bickel PJ, Hammel EA, O'connell JW : Sex bias in graduate admissions : data from Berkeley. Science 187 : 398-404, 1975)。その結果が**表1**です。

**表1　カリフォルニア大学バークレイ校の性別による合格割合**

|  | 出願者数 | 合格者数 | 合格割合 |
|---|---|---|---|
| 男性 | 8,442 | 3,738 | 44% |
| 女性 | 4,321 | 1,494 | 35% |

　この結果をみると、男性の合格割合のほうが約10％高いです。これだけみると、女性に不利な選抜が行われたのではないか？　と思う人もいるでしょう。

**表2　カリフォルニア大学バークレイ校各学部別の性別による合格率**

| 学部 | 性別 | 出願者数 | 合格者数 | 合格割合 |
|---|---|---|---|---|
| A | 男性 | 825 | 512 | 62% |
| A | 女性 | 108 | 89 | 82% |
| B | 男性 | 520 | 313 | 60% |
| B | 女性 | 25 | 17 | 68% |
| C | 男性 | 325 | 120 | 37% |
| C | 女性 | 593 | 202 | 34% |
| D | 男性 | 417 | 138 | 33% |
| D | 女性 | 375 | 131 | 35% |
| E | 男性 | 191 | 53 | 28% |
| E | 女性 | 393 | 94 | 24% |
| F | 男性 | 373 | 22 | 6% |
| F | 女性 | 341 | 24 | 7% |

(Feedman D, Pisani R, Purves R : Statistics, 3rd sd. WW Norten & Company, New York, 1998. より引用)

では、次は学部ごとに要約してみましょう。紙面の都合上、出願者数が多かった上位6学部だけを示しますと、**表2**のような結果になりました。
　驚くことに、6つの学部のうち4つの学部で女性の合格割合が高く、**表1**の結論と大きく食い違っています。
　**表1、2**は同じデータから得られたもので、要約の方法が違うだけです。どこにも嘘がないこのデータをどうみればよいか、どのような結論を下せばよいでしょうか？　このデータで判断を間違ってしまうと、性差別につながり社会問題になってしまうかもしれません。
　適切にデータを要約し、最適な統計手法を利用しなければ、世の中に誤った情報を発信してしまうことになります。この例からもわかるように、医薬統計学を学習することはとても大切なのです。

---

統計解析あるいはデータ解析とは、データを整理・要約して客観的な結論を導くための手続きです。本書では、医学薬学研究でよく使われる統計解析の方法や関連する基礎的な話題を取り上げ、キーワードごとに紹介していきます。先ほど取り上げた表1、2のようなデータにどのような統計手法を用い、どのような結論を下せばよいか？　一緒に学んでいきましょう。

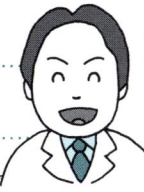

# 第1章

# これだけは押さえておこう！必須医薬統計用語

# Chapter 1

これだけは押さえておこう！　必須医薬統計用語

# 統計データの取り方

## 01 バラツキとバイアス

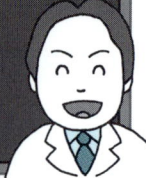

- ☑ バラツキとバイアスが何かを理解しよう。
- ☑ 2つの違いを理解しよう。
- ☑ 統計データを取るときに、2つがどう関係するのか知っておこう。

### ▌正確な血圧測定器と高めに出る血圧測定器での結果は！？

　医師AとBがそれぞれ、品質が保証されている正確な水銀式血圧計を使って、同じ患者の血圧を、毎日同時刻に繰り返し測定しました。

　後日、横軸を収縮期血圧、縦軸を頻度として血圧の分布をみると、**図1**のようになりました。

**図1　医師AとBが同じ血圧計で測定した結果**

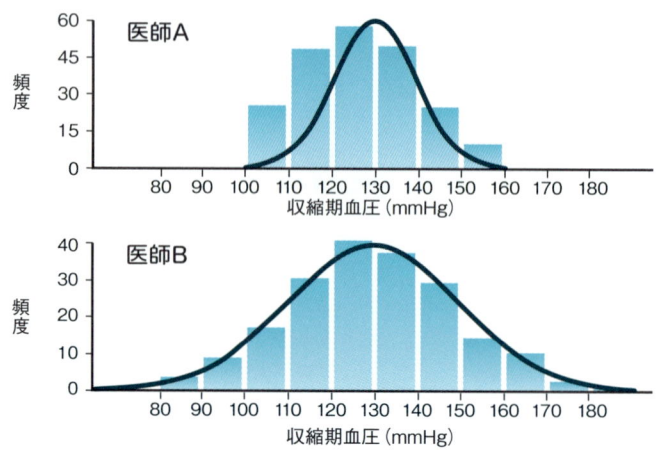

今度は、血圧値が少し高めに出てしまう家庭用血圧測定器で測定してみました（使用した血圧測定器以外は先ほどと同じ条件です）。すると、2人の測定した血圧の分布は**図2**のようになりました。

### 図2　使用した測定器による血圧のズレ

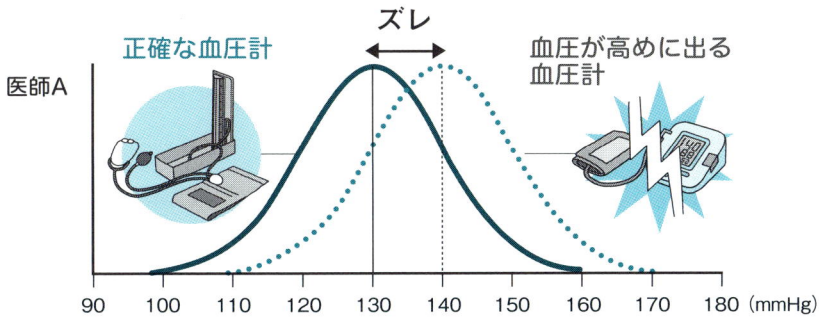

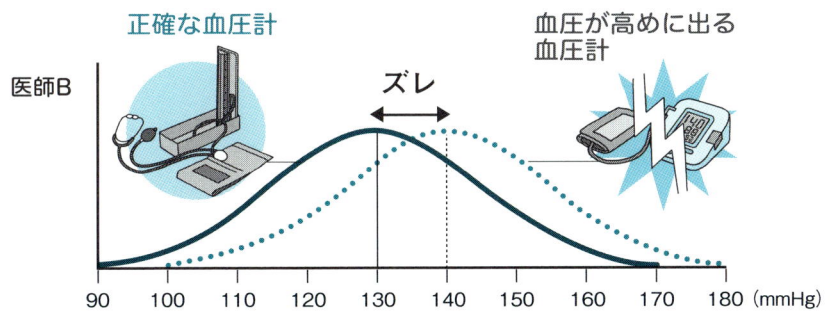

## ■ どんなデータにも「バラツキ」がある！

**図1**では、医師A、Bどちらが測定した場合も、130mmHgを中心に山なりになっています。また、Aの分布は幅が狭く、Bの分布は幅が広いです。これは、2人の測定した血圧には、多かれ少なかれ**バラツキ**があったことを表しています。このバラツキは、どんなに注意深くデータを取っていても偶然起こってしまうものなので、**偶然誤差**とよばれます。

### 使った測定器でデータが偏る＝バイアスあり！

次に**図2**をみてみましょう。**図1**とバラツキの大きさは同じですが、血圧が少し高めに出てしまう血圧測定器を使うと、130だった山の中心が140に偏っています。偏った原因が何かは別として、この偏り自体（ズレ）は偶然誤差と区別して、**バイアス**といいます。このように、データを取ると毎回正しい値（真の値）が得られるわけではなく、**①どうしても偶然起こってしまう偶然誤差**と**②なんらかの原因によるバイアス**の2つによって、その値は変わります。

バイアスは「真の値とデータから推定された値の系統的差 **Q**」と定義されています。したがって、個々の測定値はばらつくものの、平均値が"真の値"に一致するときは、「バイアス」はないと考えればよいでしょう。

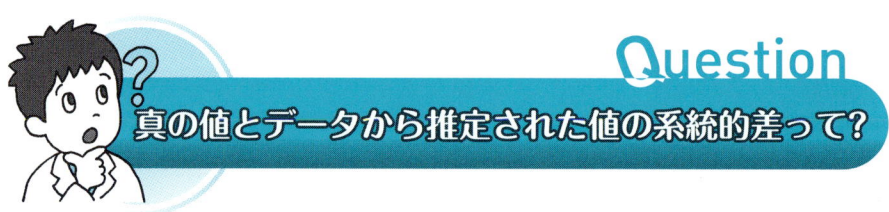
真の値とデータから推定された値の系統的差って？

図3　バイアスのイメージ

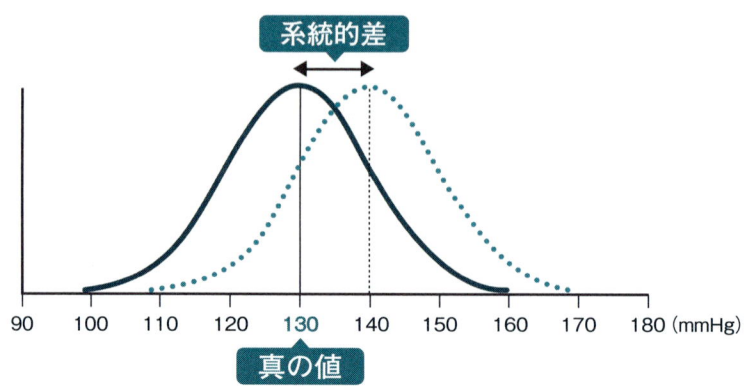

統計データの取り方

　系統的差とは、ある原因によって生じる差です。**図2**の例では「血圧が高めに出る測定器」がその原因で、「値が10mmHgくらい高くなってしまう」という系統的差がありました（**図3**）。

> 医学研究では、バイアスを取り除き、バラツキをできるだけ小さくすることが重要です。
>
> ちなみに医学研究におけるバイアスには、選択バイアス、情報バイアス、出版バイアスなどさまざまなものがあります。次の項目では、バイアスの典型例を紹介し、結果の解釈で研究者が混乱しやすい、交絡について解説します。

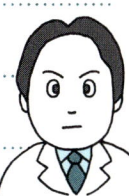

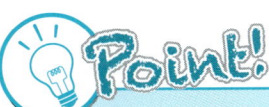

- **バラツキとは** ▶ 偶然起こる誤差。
- **バイアスとは** ▶ 原因がある系統的差。

# Chapter 1 統計データの取り方

これだけは押さえておこう！ 必須医薬統計用語

## 02 交　絡

- ☑ 交絡とは何かを押さえよう。
- ☑ 統計データに交絡がどう影響するのかについて学ぼう。

### ▍天然水と水道水？　長生きとの関係はあるの？

　ある地域で、長生きすると評判の天然水を飲んでいる住民と、水道水を飲んでいる住民の、その後 30年にわたる生存状況を調べたところ、**表1**のようになりました。

表1　飲み水による生存状況の全体の結果

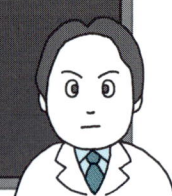
水道水のほうが長生きできる!?

|  | 生存者数(%) | 死亡者数(人) | 対象者数(人) |
|---|---|---|---|
| 天然水 | 953(64) | 547 | 1,500 |
| 水道水 | 1,282(85) | 218 | 1,500 |
| 合　計 | 2,235(75) | 765 | 3,000 |

### ▍年齢別に調べたら結果が変わった!?

　長生きすると評判の天然水を飲んでいたグループの生存割合は64％で、水道水を飲んでいたグループの生存割合は85％でした。水道水を飲

んでいたグループは、天然水を飲んでいたグループに比べて、生存割合が**統計学的に有意** に高いという結果が得られました（検定結果は割愛）。さては、コレラの仕業か？ Johon Snow先生がしたようにまずは、データを精査してみましょう。

各年齢の天然水・水道水ごとの生存割合を確認してみると、**表2**のようになりました。

**表2　年齢で層別した結果**

＞飲み水で差はなさそう…

| グループ | 65歳以上 | | | 65歳未満 | | |
| --- | --- | --- | --- | --- | --- | --- |
| | 生存者数(%) | 死亡者数(人) | 対象者数(人) | 生存者数(%) | 死亡者数(人) | 対象者数(人) |
| 天然水 | 74 (15) | 426 | 500 | 879 (88) | 121 | 1,000 |
| 水道水 | 7 (14) | 43 | 50 | 1,275 (88) | 175 | 1,450 |
| 合　計 | 81 (15) | 469 | 550 | 2,154 (88) | 296 | 2,450 |

**表2**のような年齢で分けた表を、年齢による**層化表示**といいます。**表2**をみると、65歳未満では、天然水と水道水のどちらのグループでも死亡者数が少ないです。一方、65歳以上の高齢者では、どちらのグループも多くの人が死亡しています。年齢で層別した各グループの生存割合はほとんど同じだったのに、なぜ研究全体としては、水道水の生存割合が高かったのか？　考えてみましょう。

## ■「高齢者の長生き志向」が原因だった！

　その理由は、**表2**をよくみるとわかります。天然水のグループでは、全体の対象者数に対して高齢者の占める割合が水道水のグループより高くなっています。そのうえ、高齢者では相対的に死亡者数が多いことも原因の1つだったのです(65歳以上の人は65歳未満の人よりも当然、死亡しやすい)。つまり、高齢者は若年者に比べて病気などになりやすく、死亡リスクも高いことから、長生きしたいという願望で天然水を率先して飲む人が多かったのです。結果、天然水を飲んでいたグループと水道水を飲んでいたグループで、年齢分布が明らかに異なってしまった、というわけです。

　「天然水を飲むこと(興味ある要因)」が「長生き(結果)」につながるかどうかの関係を調べる場合に起こる、年齢(第3の要因)が両者に影響を及ぼし、「興味ある要因」が「結果」に与える効果(もしくは影響)を正しく評価できない現象を**交絡**といい、「第3の要因」を**交絡因子**といいます(**図1**)。

### 図1　交絡のイメージ

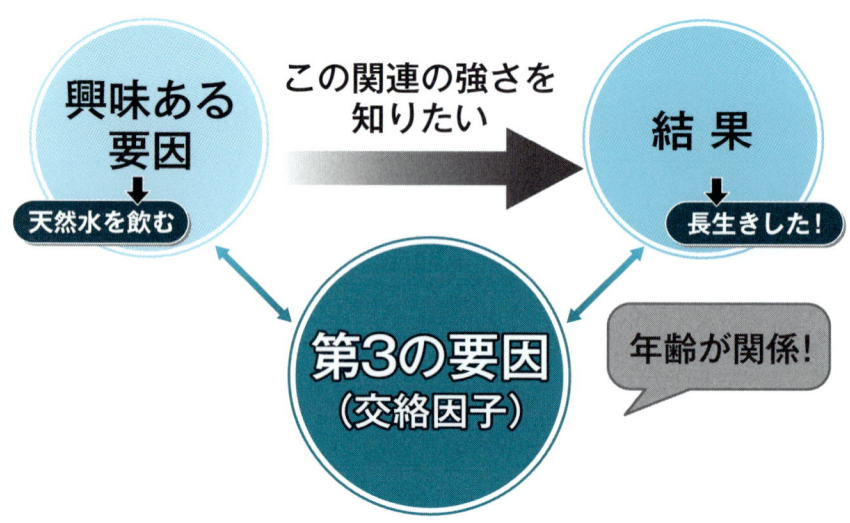

●●● 統計データの取り方

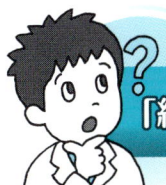

## Question
### 「統計学的に有意」ってどういうこと？

　確率的に偶然とはいいがたく、意味があると考えられる差が検出されることです。

> 医学研究に交絡が起きていると、誤った結論が導き出されてしまうことがあります。交絡因子の存在と交絡の可能性を常に意識してデータを評価しましょう。実際にデータを集める前に、交絡因子をできるだけ除くことが非常に重要です。交絡を除くための最強の統計的技法が、次に紹介する「ランダム化」です。

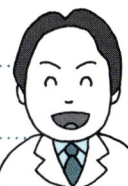

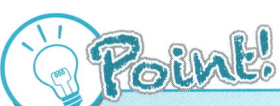

**❶ 交絡とは ▶**
ある因果関係を調べるときに、要因と結果のどちらにも関係する因子によって、正しい因果関係がゆがめられてしまうこと。

# Chapter 1 統計データの取り方

これだけは押さえておこう！ 必須医薬統計用語

## 03 ランダム化

☑ ランダム化とは何かを正しく理解しよう。
☑ ランダム化のメリット・デメリットを押さえよう。

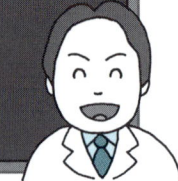

### 治療法を割り付ける

　花粉症に対して、標準の薬物療法と最新の鼻うがい療法の2つの治療法の効果を比較しました。
　患者に対する治療法の決定は主治医の判断に任せたところ、**図1**のような割り付けとなりました。

図1　主治医の判断による偏った治療法の割り付け

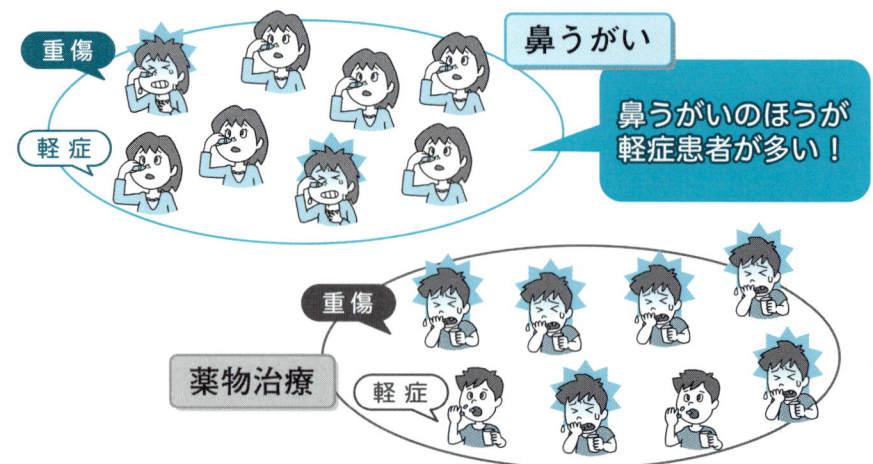

軽症患者のほうが治療効果が出やすいので、鼻うがい療法が有利！

## 治療選択バイアス？

　主治医の判断で治療法が決定できる場合、もし、最新の鼻うがい療法群に治療効果が期待できるような軽症患者を多く組み入れ、反対に標準の薬物治療群には治療効果が期待できない重症患者を多く組み入れたとすれば（**図1**）、標準の薬物治療より鼻うがい療法のほうがよい治療効果が得られることは想像できるでしょう。このようなバイアスを**治療選択バイアス**といいます。

## ランダム化で正しく比較できる！

　治療選択バイアスや交絡などを除く1つの方法は、標準の薬物治療群と鼻うがい療法群のどちらかに、患者をランダムに割り付け、治療法の違い以外のすべて（患者の重症度、年齢、性別、その他未知の要因）が、ほぼ均一で比較可能な集団を作ることです。この操作を**ランダム化**といいます。ランダム割り付け、無作為化、無作為割り付けということもあります。

　ランダム化によって、結果に影響を及ぼすかもしれない患者背景の不均衡から生じる治療効果のバイアスが軽減、除去され、正確な治療法間の比較ができるとされています。

## ランダム化はどうやって行うの？

　ランダム化は、コインを投げたり、サイコロを振ったり、コンピュータで乱数を発生させたりして実施できます（通常はコンピュータによる乱数表が使われます）。具体的に比較可能な2つの群を作り出すためにはさまざまな工夫が必要です。実際に臨床試験を実施する際には、試験開始時に試験参加者全員が集まっていっせいに2群に分けられるのではなく、臨床試験計画書で定めた参加の基準を満たし、同意が得られた参加者1人ひとりに対してランダム化が行われます（**図2**）。

### 図2　ランダム化のイメージ

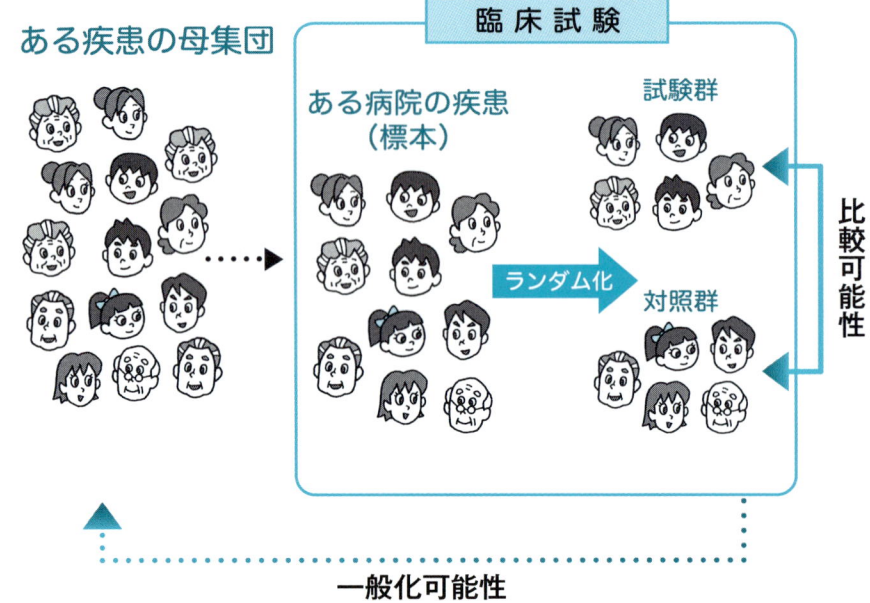

## ランダム化と無作為抽出の違い

　一般に臨床試験の参加者は、参加を呼びかけている特定の病院に来院し、試験参加に同意し、試験計画書で定めた基準を満たす患者ですので、非常に限定された集団かもしれません。また、臨床試験に参加しようと考える患者は、治療に対して前向きですし、熱心な傾向があります。そのため、本来、鼻うがい療法や標準の薬物治療を受ける必要のある疾患を有する集団全体（**母集団**＝図２）のなかからランダムに抽出（**無作為抽出**）されたと考えることができません。ちなみに、母集団から抽出された一部の集団を**標本**といいます。

　対象集団自体は限定されているかもしれませんが、そのなかで、治療効果に対して偏りのない結論を出すための方法がランダム化です。ランダム化を行うことで、**比較可能性**（**内的妥当性**）を確保することができます。

## ■ 無作為抽出は現実には不可能！

しかし厳しいことをいうと、「治療効果がある！」とランダム化比較試験で得られたとしても、その結論が当てはまるのは、試験に参加した対象集団（標本）のみです。そこで、疾患をもつ人全体（母集団）にその結論を当てはめられるかどうか（**一般化可能性**、**外的妥当性** といいます）を検討することが必要です。

ランダム化は、比較可能性を確保するものですが、一般化可能性を保証するものではありません。母集団から無作為抽出できれば一般化可能性を確保することは簡単ですが、実際の臨床試験で無作為抽出は不可能で現実味がありません。

しばしばランダム化と無作為抽出は混同され、誤解を与えることが多いので注意しましょう。ランダム化とは、ランダムに治療法を割り当てることを指しますので、無作為抽出とはまったく異なる方法論です。

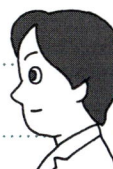

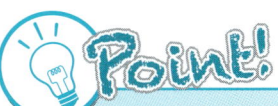

- **臨床試験におけるランダム化とは** ▶
  試験参加者に対してランダムに治療法を「割り当てる」こと。
- **臨床試験における無作為抽出とは** ▶
  調査対象の全体（母集団）からランダム（無作為）に試験参加者を「抽出する」こと（現実的に不可能）。

これだけは押さえておこう！　必須医薬統計用語

# 統計データの取り方

## 04 盲検化

　鼻うがい療法と標準の薬物治療をランダムに割り付けたとしても、医師や患者が実施されている治療法を知ってしまうとバイアスが生じてしまう可能性があります。

　例えば、医師が患者に実施している治療法が鼻うがい療法であると知っていたら、鼻うがい療法だから効果があるのでは？　と期待して患者を詳しく調べるかもしれません。また、鼻うがい療法が実施されなかった群の患者は、途中で治療をやめてしまうかもしれません。

### ■ 割り付けや評価結果を隠して治療する＝盲検化

　これを防ぐためには、実施した治療法や評価の結果などを医師や患者などにわからなくすることが望ましいといえます。この方法を**盲検化**といいます。外科手術などのように医師（術者）に治療法を教えずに実施することが不可能な場合は、患者にのみ盲検化が実施され、これを**単盲検**といいます（図1）。一方、患者、医療者、評価者などに盲検化されている場合を**二重盲検**といい（図1）、盲検化の程度が高いほどバイアスが生じにくいといえます。

### ■ 試験の評価項目の判定を盲検化する「PROBE法」

　最近、臨床試験でPROBEという方法をよく目にします。PROBEとは**p**rospective、**r**andomized、**o**pen、**b**linded-**e**ndpointの頭文字をとったものです。前向きランダム化非盲検試験のため、医師や患者は割り付けられた治療を知っていますが、試験のエンドポイント（評価項目）を、

割り付け治療を知らない第三者が判定することで試験（評価）の妥当性・客観性を担保するという方法です。試験の評価項目の判定を盲検化することで、バイアスを制御しているのです。

このPROBE法がすべての臨床試験に適用できるかというと必ずしもそうでなく、評価に向いている評価項目とそうでないものがあります。例えば、死亡のような評価項目であれば客観的に誰でも評価でき、問題ありません。しかしながら、疾患の再発や入院などの医師の判断による評価項目、患者の希望的感情が入り込みそうな評価項目は、PROBE法のような非盲検試験ではバイアスの入る余地があるので十分に注意しましょう。

### 図1　単盲検と二重盲検の違い

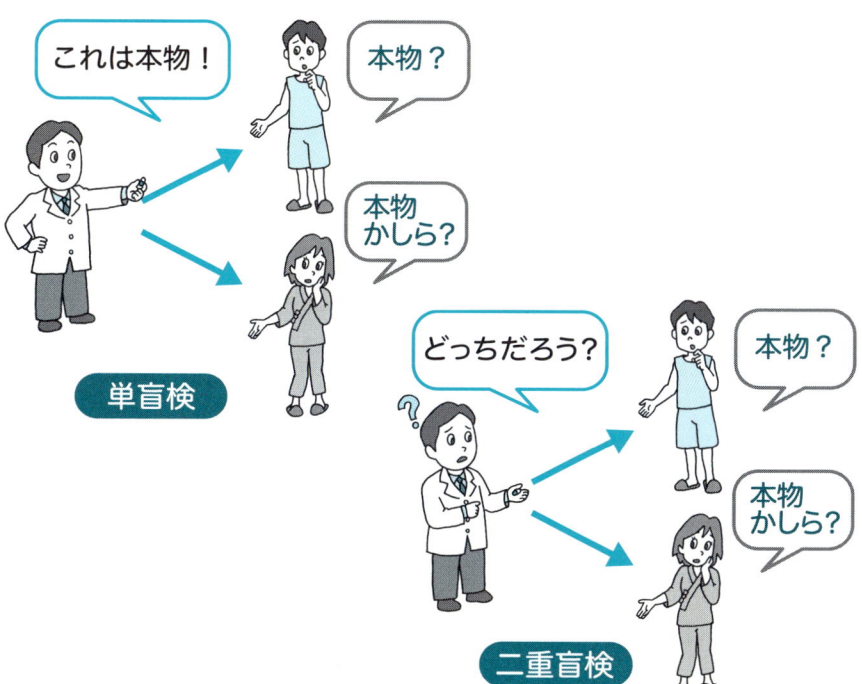

# Chapter 1

これだけは押さえておこう！ 必須医薬統計用語

# 統計データのまとめ方

## 05 データの種類

☑ 統計解析で使うデータにはどのような種類があるのか押さえよう。
☑ それぞれの種類の特徴を理解しよう。

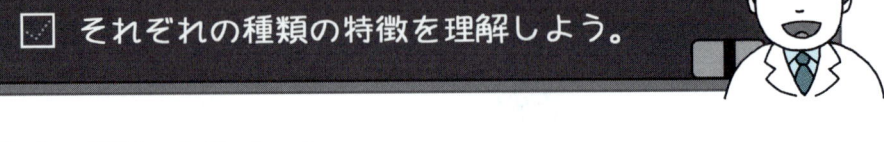

### 身の回りにあるデータ

次の①～⑤はすべて、データとよばれるものです。

① 大学の健康診断で計測された身長、体重の結果

② 国内で観測された気温

③ 「男性は1に○印、女性は2に○印をつけてください」というアンケートの調査結果

④ 「この講義は役に立ちましたか？　以下のなかから○をつけて選んでください
1：大変よい、2：よい、3：普通、4：悪い、5：大変悪い」というアンケートの調査結果

⑤ 「疾患の重症度に○をつけてください
1：無症状、2：軽症、3：中等症、4：重症」というアンケートの調査結果

▶ P26 参照

それぞれのデータの特徴について、説明するのは難しいですね。

## ■ データにも色々な種類がある！

私たちは、日常生活でデータという言葉をよく使いますが、身の回りで取られるデータは**図1**のように分類することができます。

図1　データの分類

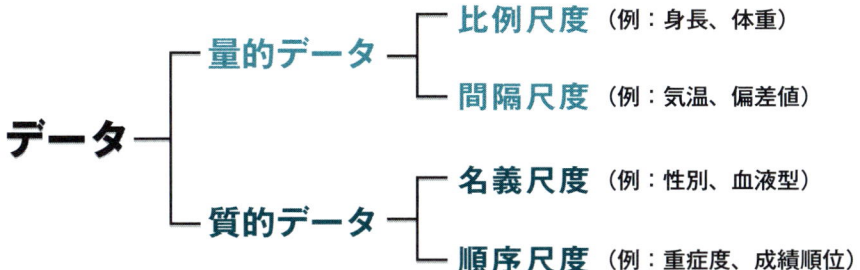

統計解析の対象となるデータは、測定値が数直線上の値である**量的データ**と、あらかじめいくつかのカテゴリーに分類できる**質的データ**に大きく分けられます。

## ■ 「0」があったら比例尺度！

身長、血圧などのように連続的な数量として得られるデータは量的データです。量的データは、原点(値0のこと)が本質的な意味をもつかどうかによって、「比例尺度」と「間隔尺度」とに分けられます。例えば、身長や血圧などが0cmや0mmHgだった場合、それは「何もない、存在しない」ことと同じです。

このように、身長や血圧などは明確に定義される絶対的な基準0があり、データとデータとの間に比例関係が成り立つため、**比例尺度**データといいます。

## ■「値と値の差」に意味があったら間隔尺度！

一方、**間隔尺度**は、順序に加えて等しい単位（目盛り）のあるモノサシで、データの値の間隔（差）が意味をもちます。ただし、原点（0）の基準がありません。例えば、温度計や建物の階数表示のように一定の基準によって測定されていて、その差にのみ量的な意味があります。

## ■ 間隔尺度は倍にできない！？

温度を計測するとき、日本では摂氏（℃）を使っていますが、欧米は華氏（℉）を使っています。摂氏で20℃と10℃の差は10℃となり、この差は同じ気温を華氏で表しても変わりません。したがって、「気温が

**図2　摂氏と華氏を表示する温度計**

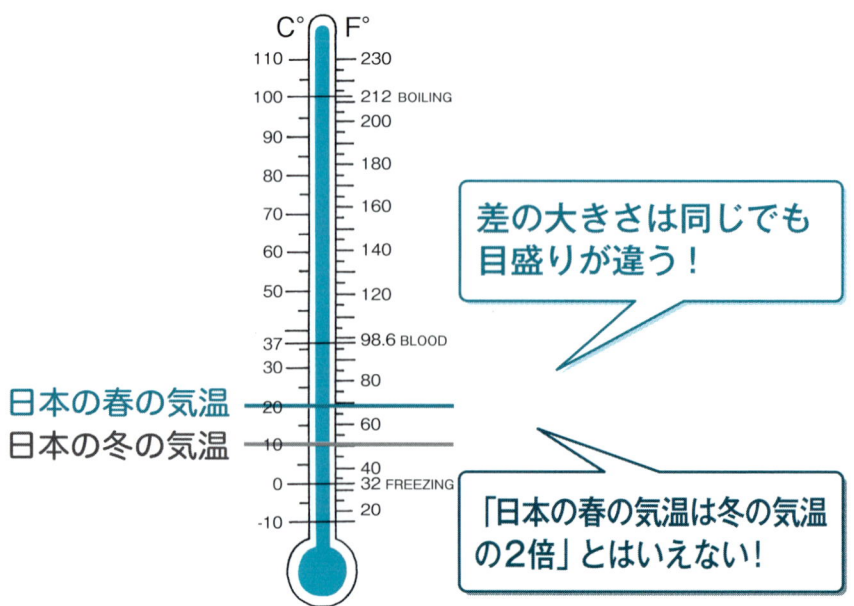

10℃上昇した」という表現は適切です。しかし、「20℃は10℃の2倍の暑さである」ということはできません。なぜなら、華氏で同じ気温を表せば、もはや2倍の関係ではなくなってしまうからです（**図2**）。

## ▍質的データ＝カテゴリー分けするデータ

アンケート調査などで「男性は1に○印、女性は2に○印をつけてください」、あるいは「この講義は役に立ちましたか？　以下のなかから○をつけて選んでください。1：大変よい、2：よい、3：普通、4：悪い、5：大変悪い」という質問をよく目にします。このようなデータを質的データといいます。特に、前者の男女のような<u>2つのカテゴリーを有するデータ</u>を**2値データ**、後者のような<u>3つ以上のカテゴリーを有するデータ</u>を**多値データ**ということもあります。

## ▍名義尺度は、順序づけに意味がない質的データ

質的データは、**「名義尺度」**と**「順序尺度」**に分けられます。**名義尺度**とは、質的データの例に挙げた「1：男性、2：女性」のように<u>ある種のカテゴリーを表しているだけで、大小関係や順序関係は存在しません</u>。データのタイプとしては数字か文字で表され、性別や血液型などが挙げられます。

名義尺度データは四則演算が行えず、平均値や標準偏差［詳細は**⑦平均**（p.32〜）、**⑧標準偏差**（p.36〜）を参照］を計算できないだけでなく、データに順番をつけることさえできません。このためデータの度数［頻度、詳細は**⑥度数分布**（p.28〜）を参照］に注目し、それを用いて色々な計算を行います。

## 順序がつけられれば、順序尺度

一方、**順序尺度**とは、疾患の重症度を「1：無症状、2：軽症、3：中等症、4：重症」のように、カテゴリー間に実質科学的な順序がつけられるデータのことです。しかしこのようなデータも、無症状＋中等症＝重症というような四則演算は行えません。

> それぞれの種類ごとにデータの見方、グラフ描画、統計解析の手法が異なるので、データにどのような特徴があるのかを知っておくことは非常に重要です。冒頭で出した例が何のデータか、もうおわかりですね？ ▶ ①比例尺度 ②間隔尺度 ③名義尺度 ④順序尺度 ⑤順序尺度

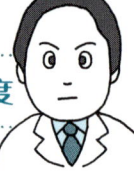

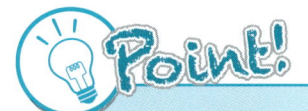

### Point!

- **比例尺度とは** ▶ 絶対的な原点（0）があり、比例関係がある。マイナスの値を取らない。
- **間隔尺度とは** ▶ 0はただの数値。数値間の間隔が均等で、基準によってどこが原点か変わる。
- **名義尺度とは** ▶ 何かを分類するカテゴリーを表す。カテゴリー間に数量的な意味はなく、順序もつけられない。
- **順序尺度とは** ▶ ある種のカテゴリーを表す。カテゴリー間に順序がつけられるが、数量的な差はない。

# Memo

# Chapter 1 統計データのまとめ方

これだけは押さえておこう！ 必須医薬統計用語

## 06 度数分布

- ☑ 統計データをまとめるときの度数分布の役割を理解しよう。
- ☑ 調べたいデータが分布のどこに位置するのか、把握できるようになろう。

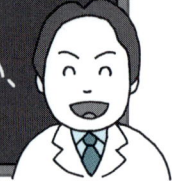

### ■ 自分の順位を知る方法？

あなたが高校生クイズの出場を目指している学生だとします。今、学校で出場メンバーを決めるテストが行われました。点数の高い人が出場できるそうですが、自分が何位なのか皆目検討がつきません。そこで、同じテストを受けた生徒20人に質問し、全員の点数を調べてみることにしました。すると、図1のような成績でした。

図1　生徒20人のテストの結果

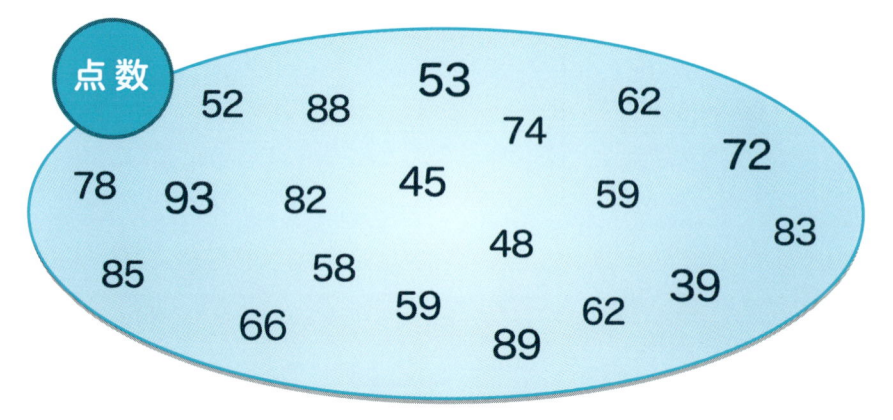

点数：52, 88, 53, 62, 78, 93, 82, 45, 74, 59, 72, 85, 58, 48, 83, 66, 59, 62, 39, 89

ここでは、量的データがどのような分布をしているのかを調べる方法について考えてみましょう。

## 第1ステップ！　データの分布を調べる

順位を検討するために、データの**分布**を調べてみましょう。

まず点数をいくつかの階級に分け、その階級ごとに何人の人が当てはまるか調べてみましょう。例えば、点数の幅(**区間**)を10点にして、区切りのよい位置で階級に分けます。各階級を代表する値を**階級値**といい、通常その階級の**中央値**[データを小さい順(または大きい順)に並べたときに、ちょうど真ん中の値]で表します。各階級の区間のなかに入る数値の個数を「**度数**」といいます。もちろん各区間の度数の合計は、総数になります。このように階級ごとに度数を表示した表を**度数分布表**といいます(**表1**)。

### 表1　テストの点数の度数分布表

| 区　間（点） | 度　数 | 累積度数 |
|---|---|---|
| 90 ～100 | 1 | 1 |
| 80 ～ 89 | 5 | 6 |
| 70 ～ 79 | 3 | 9 |
| 60 ～ 69 | 3 | 12 |
| 50 ～ 59 | 5 | 17 |
| 40 ～ 49 | 2 | 19 |
| 30 ～ 39 | 1 | 20 |
| 20 ～ 29 | 0 | 20 |
| 10 ～ 19 | 0 | 20 |
| 0 ～　9 | 0 | 20 |

## 第2ステップ！　度数分布表から値の位置を知る

　自分の点数が52点であったとすると、40点未満が1人、40点台が2人だから自分は成績の低いほうから4番目か5番目あたりと検討がつくわけです（**表2**）。このように、点数が低い（もしくは高い）と、度数分布表からおおよその順位の検討がつきますが、点数が真ん中くらいのときは自分の順位を瞬時に判断することはできません。さらにこの例ではたかだか20人の結果ですが、これが数百数千となると大変です。そこで、度数分布には、**表1**の右端の欄にあるように、度数を端から加えたもの（**表1**の場合は上段から加えています）を示しておくのが一般的です。これを**累積度数**といいます。累積度数があれば、82点だと高いほうから2～6番目のどこかということがすぐにわかります（**表2**）。

### 表2　度数分布の見方

| 区　間（点） | 度　数 | 累積度数 |
|---|---|---|
| 90 ～ 100 | 1 | 1 |
| 80 ～ 89 | 5 | 6 |
| 70 ～ 79 | 3 | 9 |
| 60 ～ 69 | 3 | 12 |
| 50 ～ 59 | 5 | 17 |
| 40 ～ 49 | 2 | 19 |
| 30 ～ 39 | 1 | 20 |
| 20 ～ 29 | 0 | 20 |
| 10 ～ 19 | 0 | 20 |
| 0 ～ 9 | 0 | 20 |

82点の順位は？

52点の順位は？

●●● 統計データのまとめ方

度数分布表を使えば、データのおおよその中心やバラツキ具合を把握することができます。

次の項目では、データの特徴を具体的に数字で示す方法の1つである、「平均」について解説します。

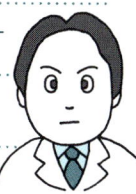

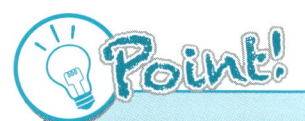

## Point!

**❗ 度数分布とは ▶**
知りたい情報を要約し、わかりやすくするためにデータの集まりを並べ替えて整理したもの。

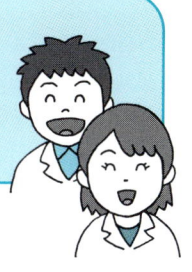

# Chapter 1 統計データのまとめ方

これだけは押さえておこう！ 必須医薬統計用語

## 07 平均

- ☑ 平均の役割を理解しよう。
- ☑ 平均のメリット・デメリットを押さえよう。

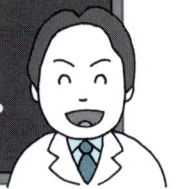

### ▍学部別の睡眠時間を調べる！

　ある大学の文学部の学生100人と医学部の学生100人を対象にある1日の睡眠時間を調査したところ、**表1**のようになりました（ここでは、それぞれ10人のデータだけを示します）。

表1

| ある日の睡眠時間 ||
|---|---|
| 医学部学生（時間） | 文学部学生（時間） |
| 4.2 | 3.2 |
| 7.5 | 6.8 |
| 3.8 | 8.0 |
| 6.7 | 5.4 |
| 5.4 | 4.3 |
| 7.0 | 3.6 |
| 5.6 | 11.4 |
| 8.7 | 9.2 |
| 7.8 | 4.8 |
| 4.7 | 5.0 |

統計データのまとめ方

## ■ 数字や図でデータの特徴をつかむ！

　実験などでデータを集めた場合、ただデータがたくさんあっても、整理されていなければゴミの山と同じです。データを有効活用するために、はじめにやるべき統計解析はデータを要約することです。データの要約とは、データのもっている特徴を代表的な値やグラフで示すことです。前者を代表値表現法、後者を図示表現法といいます。

## ■ 平均値＝だいたい真ん中！？

　代表値表現でよく使われるのが、**平均値**です。一般に、<u>同じ単位をもった2個以上の数値があるとき、その数値をすべて加えてその個数で割ったもの</u>をいいます。

　**表1**のデータで、医学部の学生の睡眠時間の平均値は、(4.2 ＋ 7.5 ＋ 3.8 ＋ 6.7 ＋ 5.4 ＋ 7.0 ＋ 5.6 ＋ 8.7 ＋ 7.8 ＋ 4.7) / 10 ＝ 6.1時間で、中央値は6.2時間（詳しい算出方法はp.35を参照）となります。統計学の世界では、平均値を計算する演算方法を平均、その演算から得られた値を平均値と区別しますが、普通はそれらを区別しないで使っていることが多いです。

　さて、こうして計算した平均値は、だいたい数値の集団の真ん中ぐらいの値になることが期待されます。自分の点数などが平均値よりも高ければ、自分は集団の真ん中より上であり、低ければ真ん中より下であると考えてよいでしょう。そういう意味で、平均値は目安になる指標といえるでしょう。

## ■ 歪んだ分布のとき　→平均値≠だいたい真ん中

　平均値は数値の集団のほぼ真ん中の値であると説明しましたが、この説明が常に正しい訳ではありません。例えば、**表1**の文学部生の睡眠時

間の平均値は6.2時間、中央値は5.2時間となります。両者が約1時間乖離しており、平均値が真ん中にないことを意味しています。

これは**図1**のようにグラフにすると明らかです［**図1**のグラフをヒストグラムといいます。詳細は❿**図示表現法**(p.48〜)を参照］。

### 図1　文学部の学生の睡眠時間の分布

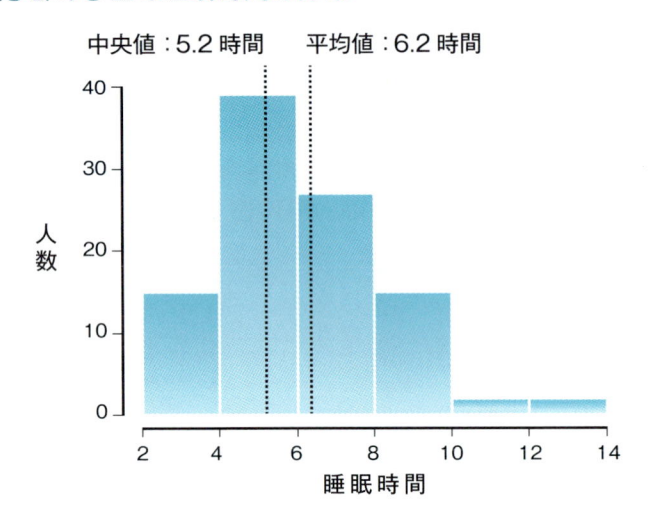

*(ヒストグラム：中央値：5.2時間、平均値：6.2時間、横軸 睡眠時間、縦軸 人数)*

このグラフは、左右対称の分布ではなく、右に裾をひき歪んだ分布になり、この平均値は山の頂上より右にずれ、平均値より睡眠時間の短いものが半分より多くなります。

左右対称の分布であれば、平均値は分布のちょうど真ん中になりますが、前述のような歪んだ分布の平均値は真ん中よりずれることを知っておかなければなりません。ちなみに文学部ではその週に期末試験の追試があり、追試対象者が一生懸命勉強し、睡眠時間が短くなったようです。

歪んだ分布のデータに対しては、平均値で中心位置を要約することは

適切ではなく、その代わりに中央値を用いることが適切です。データの個数が偶数個の場合は真ん中が存在しないため、真ん中に最も近い2つ（データが10個なら5番目と6番目）の平均をとって中央値とします。

> 平均値や中央値で分布の中心位置を要約することができますが、分布の中心が決まったとしても、各測定値が中心の位置からどの程度離れた点にばらつくかを示すバラツキの指標が必要になります。
>
> 次の項目では、その指標である標準偏差について解説します。

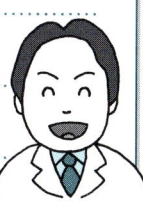

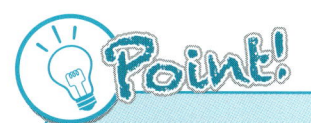

## Point!

**❗ 平均とは ▶**
データの特徴を表す方法の1つ。すべての値を足したものをデータの数で割った数値で表す。
データの分布が左右対称であれば、だいたい分布の真ん中。

# Chapter 1 統計データのまとめ方

これだけは押さえておこう！ 必須医薬統計用語

## 08 標準偏差

- ☐ 標準偏差が何を示すのか理解しよう。
- ☐ 平均値との関係を押さえよう。

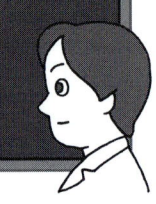

### ▌A薬とB薬は何が違うの？

　A薬を服用した人（A群）とB薬を服用した人（B群）の血圧の変化量を調べたところ、それぞれ**図1**のようになりました。それぞれの群の血圧変化量の平均値はともに−10 mmHgでした。

#### 図1　A薬とB薬の血圧変化量のヒストグラム

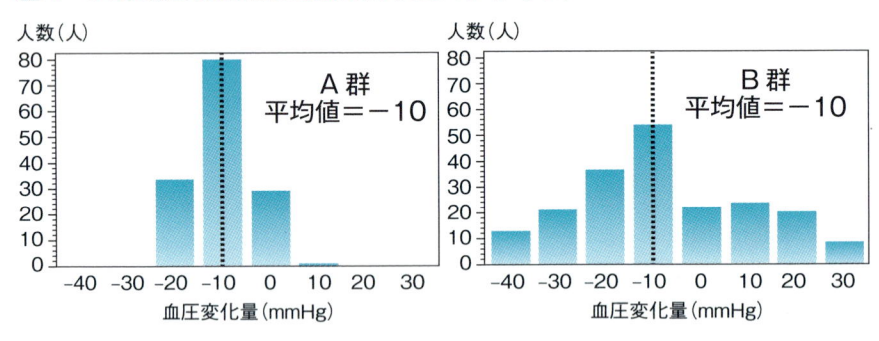

### ▌平均は同じだけどバラツキが違う！？

　**図1**をみてみると、A薬とB薬の降圧効果は平均的には同じくらいです。しかし、A群の血圧変化量は、バラツキが小さく安定しており、多くの人の血圧値が変化していることが読み取れます。

一方、B群の血圧変化量は個人差が大きいです。よく下がっている人とあまり下がっていない人もいますが、逆に上がっている人も多いことがわかります。

## ■ ヒストグラムより正確な情報を与える分散や標準偏差

図1のようにヒストグラムでデータの分布を示すと、バラツキの程度を簡単に確認することができます。目視でバラツキの大きさを確認するのは重要なことです。しかし、グラフを確認する人の主観が入ってしまうため、必ずしも適切ではないかもしれません。そのため、バラツキの程度を数値で表し、客観的に評価する指標が必要になります。この要求に対して考えられた代表値が、**分散**や**標準偏差**です。

## ■ 分散って何？

まず、分散の意味を押さえておきましょう。

● **バラツキが大きい！　→分散も大きくなる！**

分散は、それぞれの測定値から平均値を引いて二乗し、それを全部加えて、測定値の個数引く1で割ったものです。言葉だとわかりにくいので式で書くと下記のようになります。

$n$個の数値データ$x_1$、$x_2$、…、$x_n$があり、その平均が$m$であるとき、

$$s^2 = \frac{(x_1-m)^2 + (x_2-m)^2 + \cdots + (x_n-m)^2}{n-1}$$

で計算される値$s^2$を分散といいます。

平均値 $m$ を引いて二乗したものは、それぞれの値が大きくばらついていると、大きな値になるため、バラツキが大きいと分散も大きな値になります。なお、分子を偏差平方和、もしくは単に平方和といいます。

## Question なんで $n-1$ で割るの？

さて、$s^2$ の式を眺めてみましょう。高校の教科書には、分散は測定値の個数（$n$）で割ると書いてあったのに、なぜデータの個数から1引いたもの（$n-1$）で割っているのだろうと疑問をもたれるかもしれません。少し難しいですが、頑張って説明してみます。

真のバラツキを知るには、真の平均（**母平均**、$\mu$）から分散を計算しなければなりません。母平均 $\mu$ がわかっていれば、分散は、

$$s^2 = \frac{(x_1-\mu)^2+(x_2-\mu)^2+\cdots+(x_n-\mu)^2}{n}$$

として計算できます。$n$ で割ればいいんです。しかし、実際には母平均はわからないことが多いです。そのため、分散の計算に、データから得られる平均値（**標本平均**、$m$）を代わりに使います。しかし、母平均 $\mu$ よりも標本平均 $m$ のほうがデータによく当てはまってしまいます。母平均を使った平方和は、標本平均を使った平方和より大きくなる傾向にあ

るのです。つまり、

$$(x_1-\mu)^2+(x_2-\mu)^2+\cdots+(x_n-\mu)^2 \geqq (x_1-m)^2+(x_2-m)^2+\cdots+(x_n-m)^2$$

という関係にあります。そのため、標本平均 $m$ を使って分散を計算するときは、$(x_1-m)^2+(x_2-m)^2+\cdots+(x_n-m)^2$ を $n$ で割ると、分散が小さくなってしまうのです。過小推定されるということになります。標本平均 $m$ を使うことのペナルティとして、$(n-1)$ で割るとちょうどよいということになります。$(n-1)$ で割ったときの分散は、偏りがないことが知られています。

## じゃあ標準偏差って何？

　分散は二乗してあるので、単位系が個々の数値データと異なります。例えば、個々の数値が長さを表していて、その単位がcmであれば、分散の単位は長さの二乗、$cm^2$ になります。そのため、それぞれの数値は長さで一次元なのに、分散は面積を表して二次元になってしまいます。

　このように次元が変わってしまうと、バラツキの評価指標としては不便です。そのため、単位を個々のデータにあわせるために分散の平方根（ルート）を取ったものを**標準偏差**といい、もとのデータと同じ単位で測ったデータのバラツキを示す指標に相当します。

　この標準偏差はただのバラツキを示す指標ではありません。

　データが**図2**のような左右対称の釣鐘型の分布（これを正規分布といいます）になったとします。このとき、全体の約2/3のデータが平均値±標準偏差の間にあり、約95%のデータが平均値±2×標準偏差の間にあることがわかっています。**図2**では、全体の約2/3のデータが6～7の間に、約95%のデータが5.5～7.5の間に入るということになります。

これだけは押さえておこう！ 必須医薬統計用語

### 図2　平均が6.5、標準偏差が0.5の正規分布

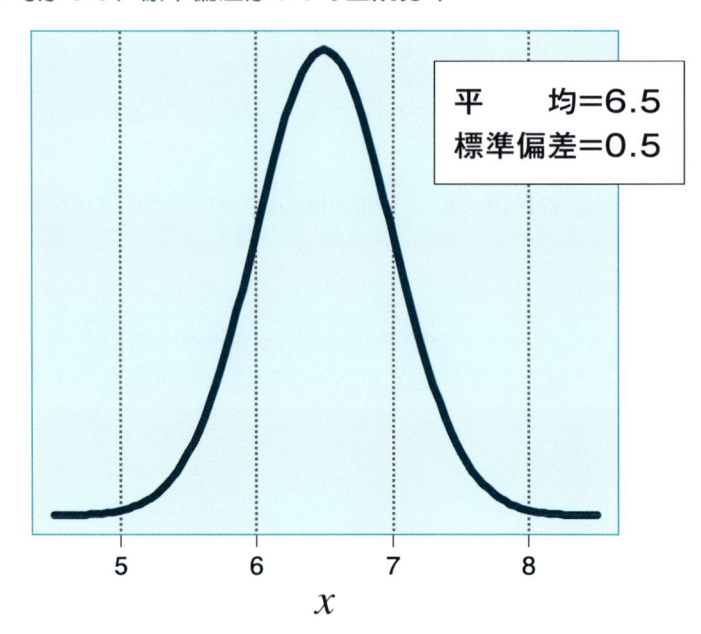

平　　均＝6.5
標準偏差＝0.5

分散も標準偏差もバラツキの目安となる指標です。

分散は計算上の関係でよく利用され、標準偏差は物理的な解釈でよく使われます。

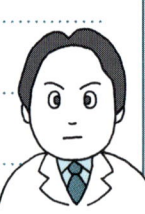

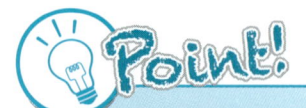

## Point!

- **分散とは** ▶ データのバラツキの程度を数字で示したもの。
- **標準偏差とは** ▶ データと同じ単位でバラツキを示したもの。

## Column

### ①自由度って何？

データから母平均を引いた平方和$(x_1-\mu)^2+(x_2-\mu)^2+\cdots+(x_n-\mu)^2$の自由に動ける範囲は$n$です。母平均$\mu$がいくつであっても、変動範囲は$n$です。だから分散は$n$で割って計算できます。

それに対して、標本平均を用いた平方和$(x_1-m)^2+(x_2-m)^2+\cdots+(x_n-m)^2$の動ける範囲は$n-1$で少し狭くなります。

$$m = \frac{x_1+x_2+\cdots+x_n}{n}$$

ですので、$m$が与えられたとき、変動範囲は$n-1$となるのです。

3個($n=3$)の数値データ $x_1$、$x_2$、$x_3$があり、その標本平均は$m=(x_1+x_2+x_3)/3$となります。標本平均$m$が与えられたとき、$x_1$と$x_2$が得られれば、$x_3$は自動的に決まります。

30cm［＝標本平均に相当($m\times3$)］のカステラを、最初の人が15cm($=x_1$)、2番目の人が10cm($=x_2$)食べたら、最後の人は強制的に5cm($=x_3$)ですので、自由に食べる量を決められません。つまり自由に動ける範囲は、$n-1=2$となります。統計学の世界では、<u>自由に動ける範囲の指標を**自由度**</u>とよび、この場合の自由度は$(n-1)$になります（**図3**）。

## Column コラム

これだけは押さえておこう！ 必須医薬統計用語

**図3　カステラを分ける自由度**

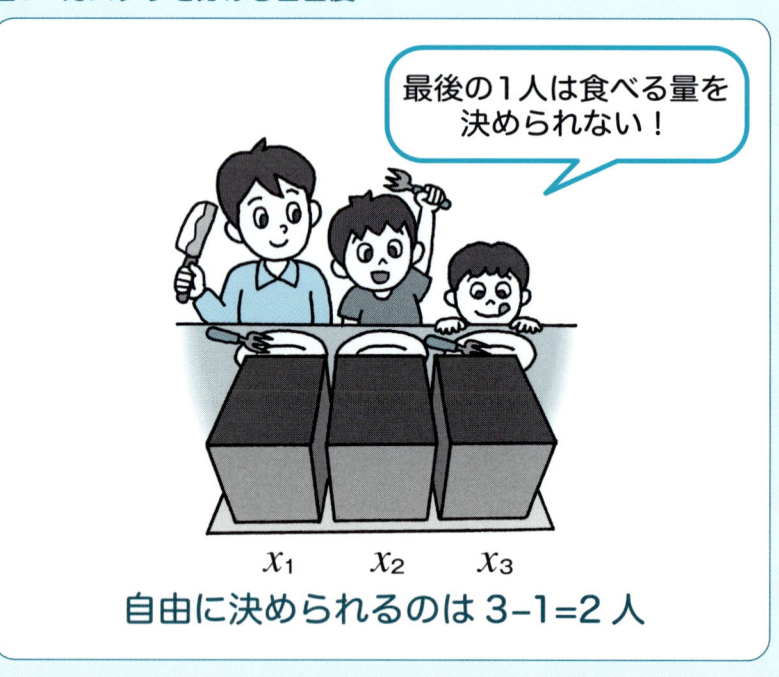

最後の1人は食べる量を決められない！

$x_1$　$x_2$　$x_3$

自由に決められるのは 3−1=2 人

*Memo*

## ②成長曲線のしくみ

子供の成長を評価する際に成長曲線が利用されています。成長曲線には±2×標準偏差(standard deviation；SD)の線が示されています(**図4**)。その＋2SDと−2SDの間にはさまれた範囲を標準的な成長の範囲とし、もし子供の成長曲線が−2×標準偏差の曲線を下回っているようであれば、低身長と定義しています。したがって、1,000人の子供の成長曲線を描けば、少なくとも25人くらいは低身長になることがわかります。

図4　男子と女子の成長曲線

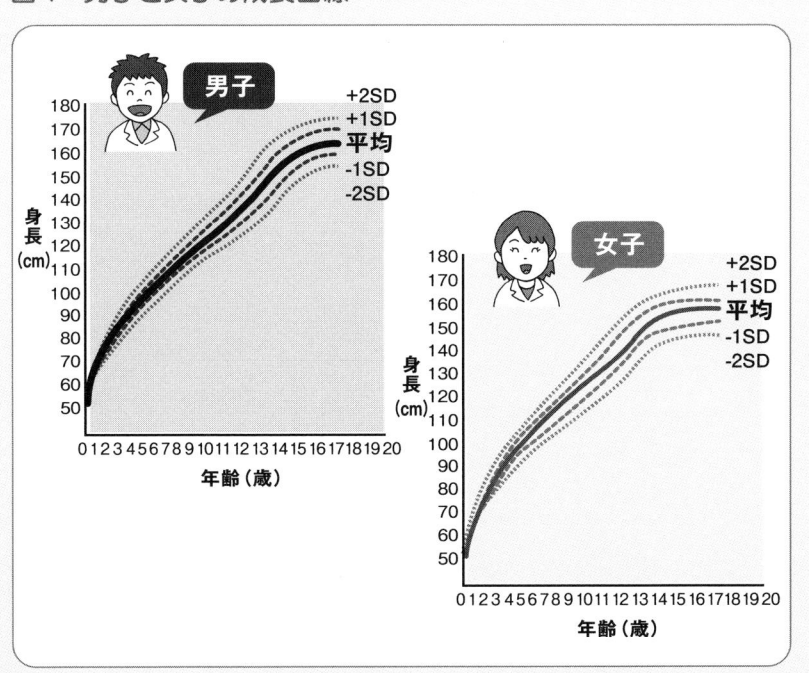

# Chapter 1 統計データのまとめ方

これだけは押さえておこう！ 必須医薬統計用語

## 09 標準誤差

- ☑ 標準偏差との違いを理解しよう。
- ☑ どんなときに用いるのかを押さえよう。

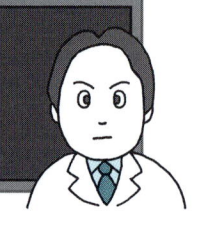

### ▍平均値の平均値？

　日本全国の10の施設 A～J で、1施設あたり高血圧患者100人の収縮期血圧を測定し各施設の平均値を求めたところ、**表1**のようになりました。

表1　日本全国10施設の収縮期血圧の平均値

| 施　　設 | 収縮期血圧の平均値（mmHg） |
|---|---|
| A | 157 |
| B | 158 |
| C | 160 |
| D | 165 |
| E | 145 |
| F | 150 |
| G | 157 |
| H | 155 |
| I | 150 |
| J | 162 |

## 推定値の信頼度をみるには「標準誤差」

　各施設の血圧の平均値から、10施設全体の平均と標準偏差を計算すると、それぞれ 156mmHg、6mmHgとなりました。この、「平均値の平均値(推定値)」から出した標準偏差のように、推定値の標準偏差(標本間の平均値が母平均からどのくらい離れて散るのか)を示す場合は**標準誤差**といいます。

　**標準誤差**は、得られたデータの推定値(標本間の平均値など)がどれくらいばらついているのか、すなわちその推定値がどれだけ信頼できるものかをみているのです。

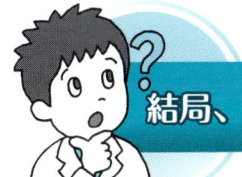

### Question 結局、標準誤差は標準偏差とどう違うの？

　生データ(手を加えていない、元のままのデータ)のバラツキの大きさに関心がある場合は**標準偏差**、データから計算される平均値などの推定精度に関心がある場合は**標準誤差**を示すことを覚えておきましょう。

　また、標準偏差と標準誤差の関係は下記のような式で表せます。

$$SE = \frac{SD}{\sqrt{n}}$$

　ここで、$n$は被験者数であり、必ず標準誤差(standard error；SE)は標準偏差(SD)よりも小さくなることがわかります。

## これだけは押さえておこう！ 必須医薬統計用語

標準誤差は標準偏差とよく似た用語です。

医学論文などを読むと、標準偏差を示すべきところに誤って標準誤差が示されていることがしばしば見受けられ、どうやら混同して用いられているように思われます。

しかしながら、標準偏差と標準誤差は示したいことの意味がまったく異なるため、目的に応じてきちんと区別し、適切に用いなければいけません。

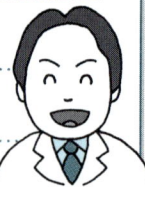

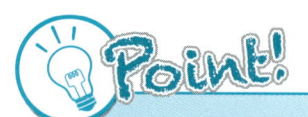

### Point!

**❗標準誤差とは▶**
得られたデータの平均値などの統計量が、どのくらいばらついているかを示すもの。

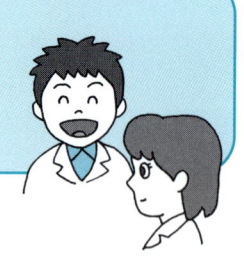

## Column

### エラーバーの使い分け

よく、グラフにエラーバーを加えて標準誤差を示していることがあります（**図1**）。これは意味がなく、バラツキを小さくみせようとするごまかしにすぎません。

2×標準誤差がおおよその95%信頼限界［信頼限界については**⑫信頼区間**（p.60～）を参照］ですので、グラフに平均値の推定精度を示したいときは、エラーバーとして2×標準誤差、もしくは95%信頼限界を示すべきです。

標準誤差は標準偏差をデータ数の平方根で割った値で、必ず標準偏差より小さくなることから、見栄えがよいという理由で好んで用いられているようですが、見栄えではなく目的によって使い分ける必要があります。

もしくはデータのバラツキをとらえるために、エラーバーとして標準偏差を使用するのもよいと思います。

**図1　エラーバーの例：飲料別LDLコレステロールの変化量（mg/dL）**

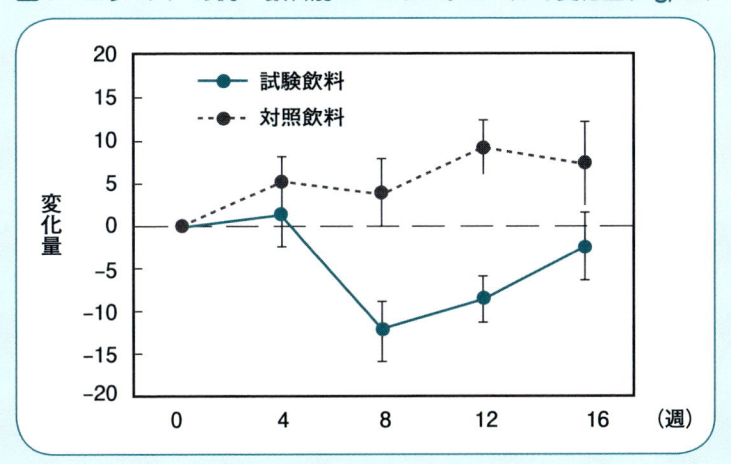

# Chapter 1

これだけは押さえておこう！ 必須医薬統計用語

# 統計データのまとめ方

## ⑩ 図示表現法（ヒストグラム、箱ひげ図、散布図）

- ☑ 各図示法表現の特徴を理解し、それぞれどのような データ・目的に用いるのかを押さえよう。
- ☑ データの特徴を図から読み取れるように なろう。

### ▍データの特徴を目でみるには？

　ある病院で、糖尿病患者の血糖値のデータを集めました。病院長は、患者の血糖値がどのように分布しているのか気になっていますが、どう調べたらよいでしょうか？

　これまでは、データの特徴を平均値や標準偏差などで要約する「代表値表現法」を説明しましたが、ここではデータを図示してデータの特徴を視覚的に確認する方法を説明します。

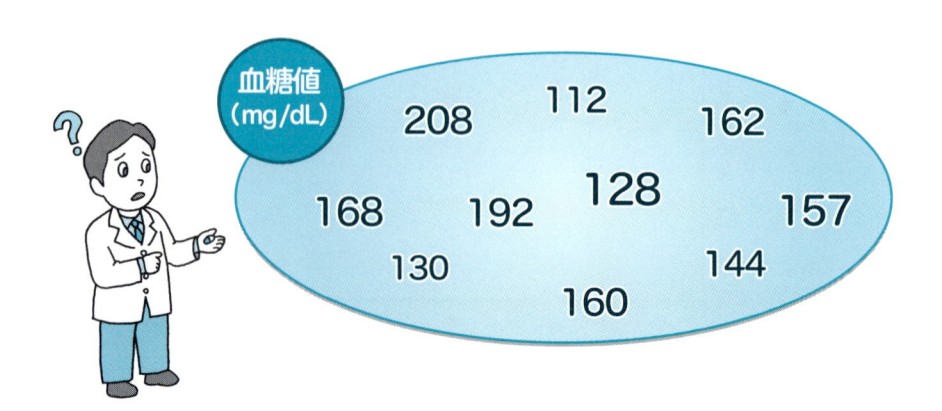

血糖値 (mg/dL)
208　112　162
168　192　128　157
130　　　144
160

48

## ヒストグラムでデータを俯瞰する！

　量的データがどのような分布かを調べる際、まず、度数分布表を作成することが重要だとすでに説明しました。その度数分布表から、長方形の面積が度数を表すように棒グラフを描画してみましょう。**図1**のような棒グラフを**ヒストグラム**とよび、測定値の数が多いときに全体像を把握するのに役立ちます。

　慣習的に横軸は階級（データの値を適当に区切ったもの）、縦軸は各階級の度数（人数や割合）に対応します。また、データが連続的なつながりをもつので、長方形の間には隙間を入れないことになっています。**図1**をみると、データのバラツキや、データのおおよその範囲が104〜224であることなどがわかります。

### 図1　ある病院の糖尿病患者の血糖値の分布

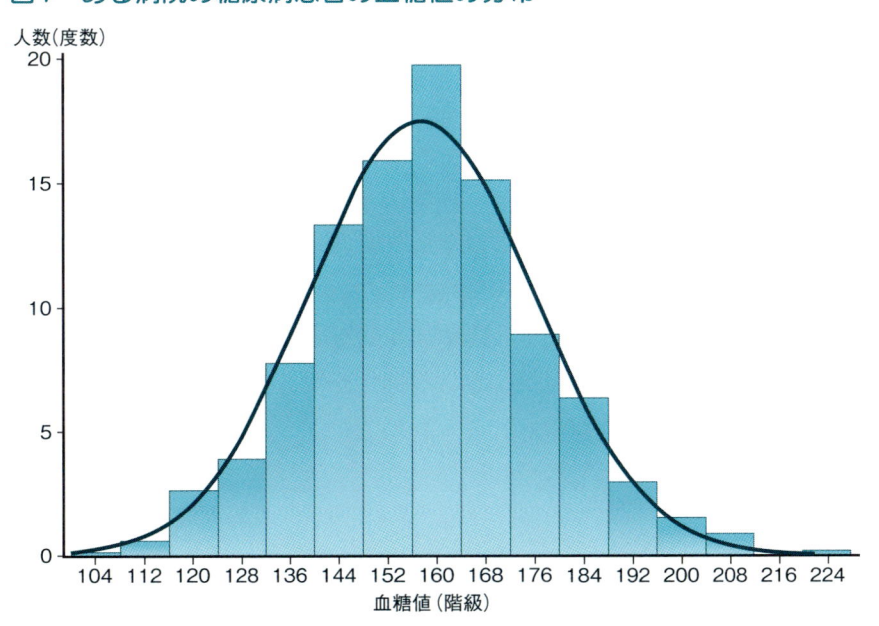

## ヒストグラムからデータの特徴をとらえるために

データによってさまざまな形状のヒストグラムが得られますが、以下でヒストグラムからデータの特徴をとらえる際のポイントを説明します。

### ●ポイント1：山の数をチェック！

最初のチェックポイントは、**ヒストグラムの山が1つ（単峰性）か2つ以上（多峰性）か**です。データの母集団が同じでバイアスがなく測定されたならば、測定値のバラツキは誤差と考えることができるので、平均値周辺にデータが分布し山が1つできます。

一方、性質が異なる集団のデータが混在すると、山が複数になります。多峰性のヒストグラムが得られたら、データを要因で層別し、性質の異なる要因を可能な限り探索することが重要です。

### ●ポイント2：左右対称かチェック！

2番目は、**分布が左右対称かどうか**です。左右対称で一山分布であれば、平均が位置の尺度、標準偏差（または、分散）がバラツキの尺度として適切です。

一方、**図2**のように左右対称でない分布の場合には、バラツキの大きさだけでなく中心の意味も明確ではなくなります。そのため、平均や標準偏差を代表値として用いることは適切ではありません。

対称であるかどうかをチェックすることは、その後の解析においてどのような代表値を用いるべきかを判断するために必要なことです。また、歪んだ分布のデータに対して、測定値を対数変換などの変数変換を実施することで、変換後のデータが左右対称になることもあるので、データを変数変換して統計解析することも有効でしょう。

## 図2　対称な分布と非対称な分布

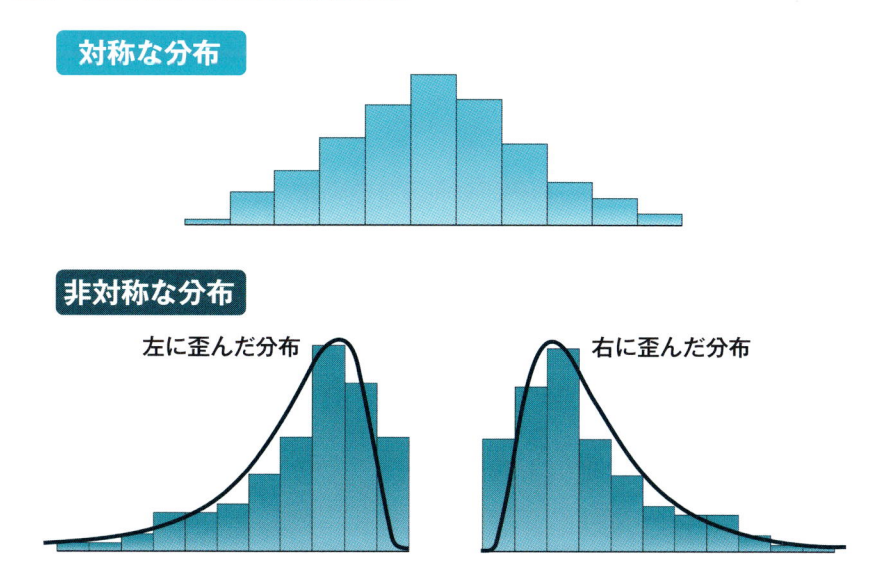

**対称な分布**

**非対称な分布**

左に歪んだ分布　　　　　右に歪んだ分布

　ちなみに、右方向(正の方向)に裾の長いヒストグラムを**右に歪んだ分布**、反対に左方向(負の方向)に裾をひく分布を**左に歪んだ分布**といいます。

● **ポイント3：外れ値をチェック！**

　最後のチェックポイントは、**外れ値が存在するかどうか**です。

　大きな山になってはいないけれども、離れたところに1つまたは少数個の測定値が存在することがあります。このような、飛び離れた値のことを、**外れ値**といいます。

　外れ値は異常値ではありません。値が外れた原因(入力ミスやコンタミなど)を追究せずに解析対象から除外することは、統計的データ解析として間違いです。

## ■ 箱ひげ図では少ないデータの特徴を調べる！

　ヒストグラムはデータ数がある程度多くないと形がガタガタで傾向をつかむことができません。そのような場合に役立つ図示表現法が箱ひげ図です。

　箱ひげ図は、**図3**のように細長い箱とその両側に出たひげで表現されることからこの名前がついています。このグラフはデータを並び替えて、25％間隔で四等分したときの真ん中の50％の広がり（範囲）を箱とします。箱の中央線はデータを50％に分ける値、すなわち中央値を意味します。

## ■「ひげ」は最大値から最小値まで伸びる

　箱の上下に伸びる線を「ひげ」とよび、これは最大値と最小値まで伸びます。ただし、このときの最大値と最小値は外れ値を除外したものを意味しており、外れ値は箱の長さの1.5倍以上離れているものです。したがって、ひげが箱の1.5倍以上に伸びることはありません。外れ値はひげの外にそれぞれ表示されます。

## ■ 箱ひげ図の読み方

　**図3**の箱はデータを四分位に分割したときの真ん中の50％の範囲を意味します。これは四分位範囲(interquartile range；IQR)とよびます。箱の下のラインは、25％タイル値（第1四分位点、Q1）、上のラインは75％タイル値（第3四分位点、Q3）、箱の中央のラインが50％タイル値（中央値）です。

　中央値が箱（四分位範囲、IQR）の真ん中に位置すれば、そのデータの分布には歪みがないと示唆されますが、中央値の位置がどちらかに偏るようであれば分布に歪みがあることが示唆されます。

　**箱ひげ図**をみることにより、データの中心やその広がり、外れ値の有

無を調べることができるため、特にデータの散らばりを比較したい場合によく利用される探索的なグラフです。

このように、ヒストグラムと違って、中央値や四分位範囲といった統計量を瞬時にとらえることができるのも特徴です。

**図3　箱ひげ図の描き方**

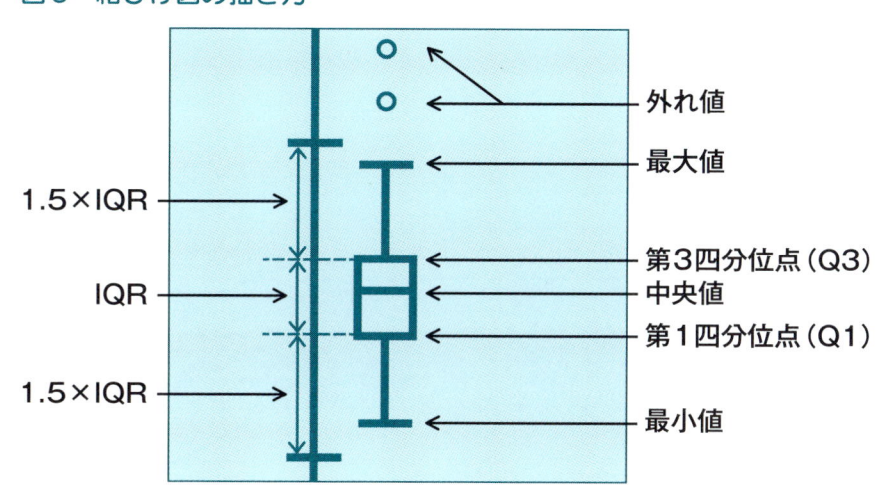

（図：箱ひげ図の構成要素。外れ値、最大値、第3四分位点（Q3）、中央値、第1四分位点（Q1）、最小値、IQR、1.5×IQR）

## 散布図で2つの変数の関係がわかる

1つの変数のデータの特徴をとらえるのには、ヒストグラムや箱ひげ図が役立ちますが、2つの変数間の関係（例えば、身長と体重の関係など）を調べたいときはどうすればよいでしょうか。2つの変数のバラツキの様子を同時にみるためのグラフとして**散布図**を用います。

散布図は、横軸と縦軸にそれぞれの変数をとり、データが当てはまるところにプロットしたグラフです。2つの変数のデータのバラツキを同時にみます。そうすることで、単一の変数としてのデータのバラツキの情報と、2つの変数の間の関係についての情報や、データに含まれる各ケースの2変数上での位置が確認できます。

## やっとわかった！　正の相関、負の相関

　図4のように2変数間の右肩上がりの関係を**正の相関**、逆に右肩下がりの関係を**負の相関**といいます。
　2変数間の関係は相関関係ばかりではなく、点の散らばり具合に傾向やパターンがみられます。そのパターンに沿ってある程度の点が集中していれば、ある種の関係があると考えられます。一方、パターンがまったくみられないときは、関係はないことになります。

**図4　散布図と相関関係**

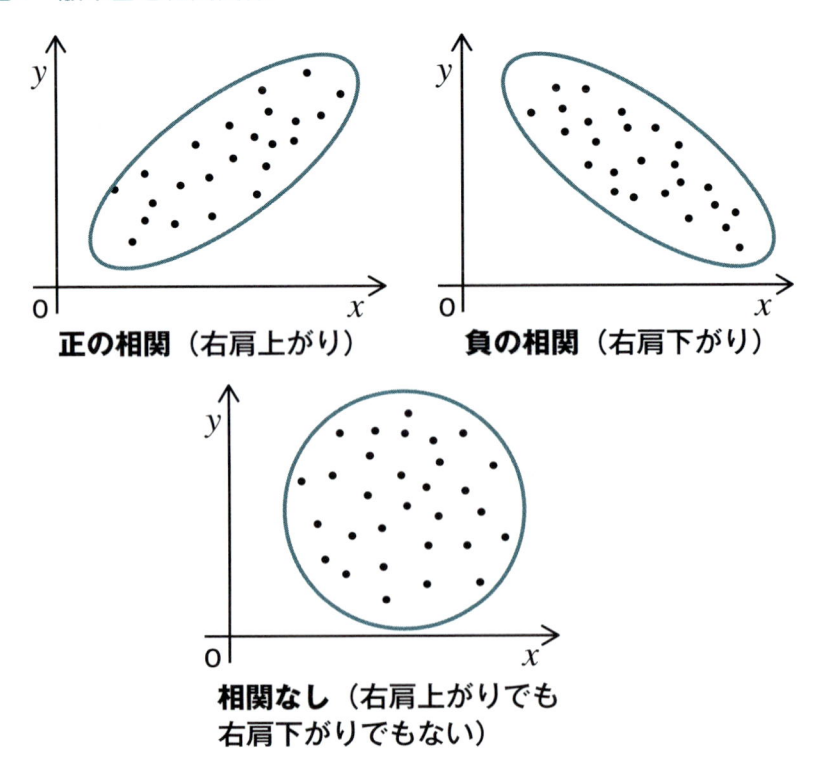

**正の相関（右肩上がり）**

**負の相関（右肩下がり）**

**相関なし（右肩上がりでも右肩下がりでもない）**

統計データのまとめ方

しかし、注意しなければならないのは、散布図でわかることは**2つの量の間に見た目の関係性があるかどうかということだけ**であり、**因果関係を示すものではない**ということです。

例えば、サラリーマンの給与と血圧を散布図に描くと正の相関を示したとします。日本のように年功序列社会では、年齢が高いほど給料も高く、また年齢が高くなるにつれて血圧も高くなります。そのため、血圧と給料には関係があるという散布図になります。しかし、「血圧を高くすると、給料が上がる」ということにはなりません。

> 統計解析を行う場合、数値やグラフだけではなく、その背後にある理論や知識も総合して検討を行っていく必要があります。

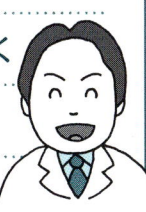

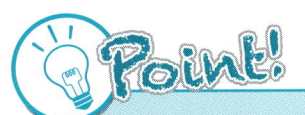

## Point!

- **ヒストグラムでわかること** ▶ より詳細な分布の形状。
- **箱ひげ図でわかること** ▶ 位置とバラツキ方の詳細（要約統計量の情報が付加）。
- **散布図でわかること** ▶ 2つのデータの相関関係。

# Chapter 1

これだけは押さえておこう！ 必須医薬統計用語

# データ評価・比較の方法（推定）

## ⑪ 点推定と区間推定

- [ ] そもそも「推定」とは何かを押さえよう。
- [ ] 点推定と区間推定の違い、用法を押さえよう。

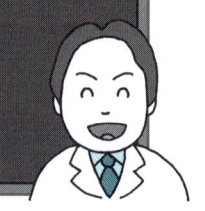

### ▎日本中の患者の平均血圧が知りたい！　どうする？

　日本の高血圧患者の平均を求めるために、母集団全員（日本人の高血圧患者全員）を調査すれば母平均がわかります。しかしながら、全員を調べることは効率や費用を考えると現実的ではありません。一方、高血圧患者10人を抽出し血圧を測定することは簡単にできます。10人を測定すると**図1**のような結果になりました。

**図1　高血圧患者10人の収縮期血圧値**

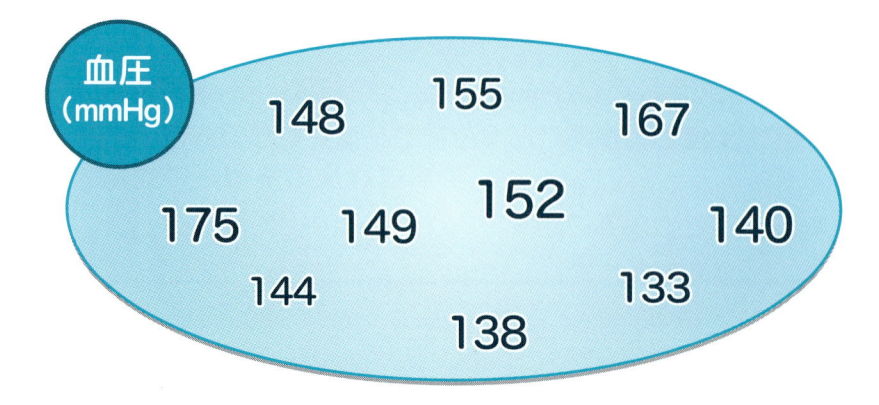

血圧（mmHg）
148　155　167
175　149　152　140
144　　　133
138

## ■「点推定」と「区間推定」?

　母集団から抜き出した標本(この場合は10人の高血圧患者)をもとに、その平均を計算すると150となります。このように標本の平均が1つの点として推定 Ⓠ されることを点推定といい、推定された値のことを点推定値といいます。

　しかし、標本平均だけを使って母平均(母集団の平均)を点推定した場合、その推定値がどの程度信頼できるかわかりません。図1の例は、たかだか10人の調査なので、たまたま血圧の高い人が選ばれたのか？治療薬で血圧のコントロールをしている人が選ばれたのではないか？という批判的な意見が出るかもしれません。

　また、偶然的なバラツキも含むため、母集団の平均値と一致する可能性は低く、一致したとしても偶然でしかありません。

## ■ 区間推定は誤差を考えて推定する方法

　そこで、はじめから偶然的なバラツキ、つまり誤差を考慮したもとで、推定値がどの程度信頼できて、母平均がどの範囲に含まれるかを推定する方法が、区間推定です(図2)。

　例えば、高血圧患者の血圧では、母平均が141〜159(平均の点推定値150)に存在すると区間推定されたとします。これは、150を中心に、誤差±9のなかに母平均があると考えられるわけです。

　このようにある区間で推定された値を信頼区間といいます。信頼区間については次の⑫信頼区間(p.60〜)で説明します。

## 図2　点推定と区間推定のイメージ

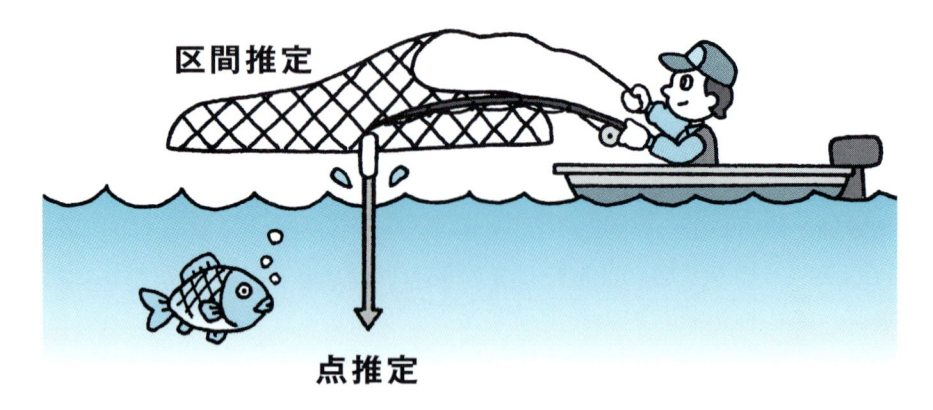

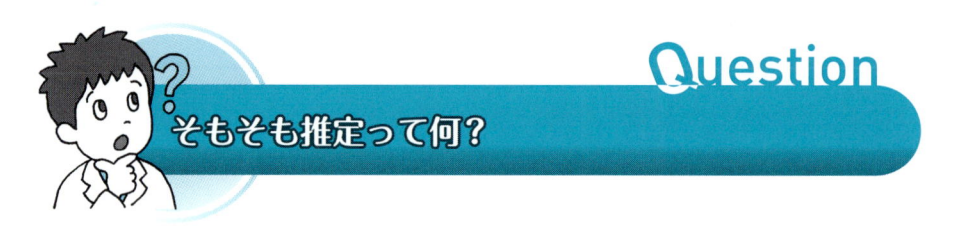

区間推定

点推定

## Question　そもそも推定って何？

　図1の例のように、日本の高血圧患者（母集団）の収縮期血圧値の平均を知りたいとしましょう。母集団全員を調査すればわかりますが、すべての患者を調べることは困難ですし、費用もかかります。そのため、**ランダム**に高血圧患者を選び（標本）、その血圧を調べることで、高血圧患者の平均血圧を求めます。
　このことを、「推定する」といいます。

*Memo*

データ評価・比較の方法（推定）

> 点推定値はシンプルでわかりやすいですが、どれくらいばらつくかがわかりません。区間推定を合わせて活用しましょう。

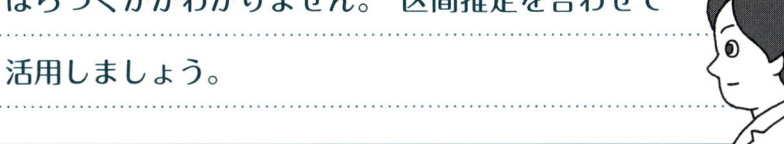

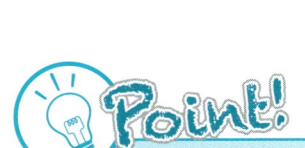

## Point!

**❗ 点推定とは ▶**
　知りたい母集団のデータは「○○」というように、1つの値で推測すること。

**❗ 区間推定とは ▶**
　知りたい母集団のデータは「○○〜○○」というように、幅をもたせて推測すること。

# Chapter 1 データ評価・比較の方法（推定）

これだけは押さえておこう！ 必須医薬統計用語

## 12 信頼区間

- ☑ 信頼区間について正しく解釈できるようにしよう。
- ☑ 信頼区間の幅とデータの関係を押さえよう。

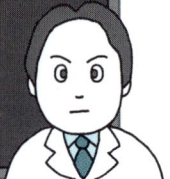

### ■ 信頼区間を求めてみよう

　高血圧患者の血圧の平均値を区間推定するために、⑪**点推定と区間推定**の例で高血圧患者10人を抽出して測定したデータから信頼区間を計算してみましょう。

　10人の高血圧患者の血圧を測定し、その標本平均は$m=150.1$、標準偏差は$\sigma=12.9$でした。このとき母集団の平均$\mu$の95%信頼区間は、

$$150.1-1.96\frac{12.9}{\sqrt{10}} < \mu < 150.1+1.96\frac{12.9}{\sqrt{10}}$$

$$150.1-8.0 < \mu < 150.1+8.0$$

$$142.1 < \mu < 158.1$$

となります。計算式の導き方は、次に述べる一般式を参照してください。

## 95%信頼区間と母集団の関係

母集団（日本の高血圧患者全員）から10人の高血圧患者を無作為に100回抽出して、100個の**95%信頼区間**を計算するとします。このとき、100個中95個の信頼区間が母集団の平均 $\mu$（母平均または単に平均といいます）を含むという解釈になります。

平均値と標準偏差が同じで、人数が100人または1,000人と増えると、95%信頼区間はそれぞれ147.6－152.6、149.3－150.9となります。人数が増えると信頼区間が狭くなります。これは、人数が増えたことによって、より精度の高い推定ができることを意味しています。

## そもそも信頼区間って？

ここでもう少し話を一般化しましょう。

母集団の血圧の分布が、母平均 $\mu$、標準偏差 $\sigma$ の正規分布に従うとします。このとき、母集団から $n$ 人を無作為抽出して得られた標本平均 $m$ は、母平均 $\mu$、標準偏差 $\sigma/\sqrt{n}$ の正規分布に正確に従います。

標本平均 $m$ は、だいたい95%の確率で、$\mu - 1.96\dfrac{\sigma}{\sqrt{n}}$ と $\mu + 1.96\dfrac{\sigma}{\sqrt{n}}$ との間に入ります。$m$ と $\mu$ を入れ替えて整理すると、$m - 1.96\dfrac{\sigma}{\sqrt{n}}$ から $m + 1.96\dfrac{\sigma}{\sqrt{n}}$ までの区間のことを平均 $\mu$ の95%信頼区間といいます。

$m - 1.96\dfrac{\sigma}{\sqrt{n}}$ を95%信頼下限といい、$m + 1.96\dfrac{\sigma}{\sqrt{n}}$ を95%信頼上限といいます。ちなみに90%信頼区間を計算する場合は、式の定数1.960を1.645に変更すればよいだけです。

## 信頼度「95%」が意味すること

　信頼度95%の信頼区間とは、信頼度95%の信頼区間を100個求めたとき、100個の信頼区間のうち、母平均$\mu$を含むものは95個程度あることを意味しています。ただし実際には、繰り返さず1回しか標本を取らないので、ここは妥協をしていることになります。
　仮に「100回試せば95回は当たるような方法なので信頼してください」ということです。
　前述した例を用い、まとめると図1のようになります。

## よい信頼区間とは？

　例えば、あなたの寿命があと20年(点推定値)です、といってもそれがピッタリ当たるとは思えません。そういう場合は、信頼区間を使って15～25年と表したほうが適当でしょう。点推定ではなく区間推定が望ましいのは、結論の誤りを小さくしたいからです。
　しかし、寿命の信頼区間を0～100年とすると間違いないでしょうが、なんの情報にもなりません。この例からもわかるように、信頼区間は狭いほうがよいのです。
　臨床試験で信頼区間を狭くするには、先で述べたように試験の人数を増やすこと、データのバラツキ$\sigma$を小さくすることが重要です。

### 図1 点推定値と95%信頼区間

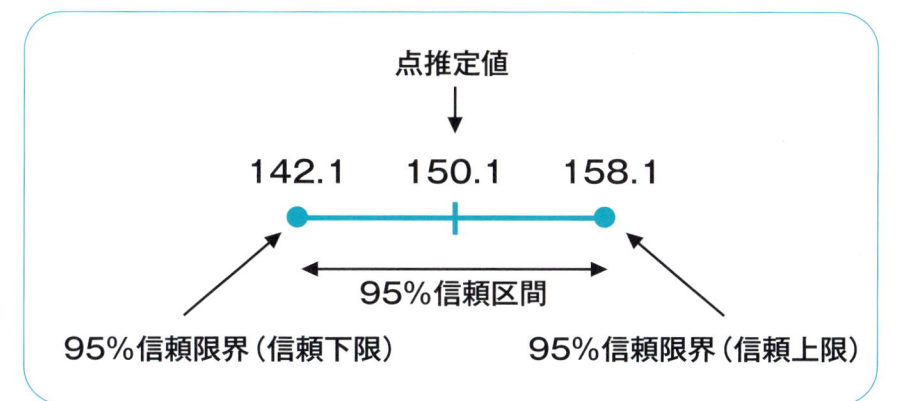

```
                    点推定値
                       ↓
      142.1         150.1         158.1
        ●————————————|————————————●
                ←— 95%信頼区間 —→
   ↗                                    ↖
95%信頼限界（信頼下限）          95%信頼限界（信頼上限）
```

気をつけなければいけないのは、「母平均μを含む確率が95％である区間＝95％信頼区間」というのが、ここで解説した信頼区間の解釈としては間違いということです。

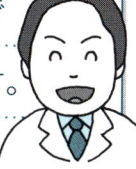

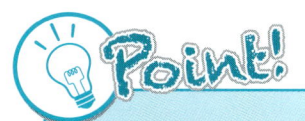

## Point!

**! 信頼区間とは▶**
点推定値がどのくらい信頼できるものかを表す。

# Chapter 1 データ評価・比較の方法（推定）

これだけは押さえておこう！ 必須医薬統計用語

## ⑬ 比・率・割合

- ☑ 比・率・割合を正しく区別できるようにしよう。
- ☑ 医学で使う死亡率・死亡割合の定義を押さえよう。

### ■ データから比・率・割合を計算してみる

表1のような臨床試験のデータがあったとします。このデータから性比、BMI、死亡割合と死亡率を計算してみましょう。

表1　ある臨床試験のアウトカムと患者背景のデータ

| 患者番号 | 性別 | 身長(cm) | 体重(kg) | 生存状況 | 観察期間(年) |
|---|---|---|---|---|---|
| ID01 | 男性 | 175 | 72 | 生存 | 1.5 |
| ID02 | 女性 | 151 | 55 | 死亡 | 0.8 |
| ID03 | 男性 | 166 | 65 | 死亡 | 1.8 |
| ID04 | 女性 | 148 | 59 | 生存 | 3.0 |
| ID05 | 女性 | 151 | 49 | 死亡 | 0.6 |
| ID06 | 男性 | 186 | 91 | 生存 | 1.2 |
| ID07 | 女性 | 158 | 60 | 生存 | 3.6 |
| ID08 | 女性 | 169 | 59 | 死亡 | 2.3 |
| ID09 | 女性 | 155 | 42 | 死亡 | 3.2 |
| ID10 | 男性 | 166 | 56 | 生存 | 2.0 |

## 比は X:Y の値

2つの量XとYがあり、いずれもゼロではなく、お互いを含まないものとします。このときX:Y(X/Y)を**比**といいます。

**表1**の例では、男性が4人、女性が6人います。この集団の男女比は、4/6＝0.667になります。また、肥満度の指標としてBMI(body mass index)がよく使われます。BMI＝体重(kg)/身長(m)$^2$で、分母と分子は別々の単位系です。つまり、お互いを含まないのでBMIも比になります。ちなみにID01の患者のBMIは、72/1.75$^2$＝23.5となり、BMIが25以下なので標準体型であることもわかります。

## 割合は X/Y の値

2つの量XとYがあり、いずれもゼロではなく、分子Xが分母Yに含まれるとき、X/Yを**割合**といいます。割合は、単位がなく、必ず0〜1の値になります。

**表1**の例では、男性の数を総被験者数で割れば計算でき、4/10＝0.40になります。この例をみて気がついたと思いますが、医学の領域では、**罹患率**や**有効率**という言葉をよく使います。前者はある時点のある疾患の患者数を全人口で割った値、後者は効果があった人の数を総被験者数で割った値であり、これらは率として使われていますが、正しくは割合です。また、分母Yのことを母数とよぶ人がいますが、これは間違いです。

## 率は時間あたりの頻度のこと

年の暮れになると、その年の全国交通事故発生件数がニュースなどで発表されます。例えば、2010年の全国の交通事故発生件数は72万5,773件で、43秒に1件の交通事故が発生していると報道されていました。こ

のように単位時間あたりにある事象（イベント）が発生する頻度を**率**といいます。また、小学生のころに理科の教科書で気温逓減率というものを習ったと思います。100m標高が上昇するごとに気温が0.65℃下がることを意味していますが、この場合は率として正しく使われています。

## ■ 死亡率を実際に計算してみる

　では、臨床医学の世界でよく使われる死亡率はどのように定義されているのでしょうか？

　死亡率の計算法はいろいろありますが、人年法がよく使われるので、人年法について説明します。死亡の発生を調べる際、観察期間を決めたら、その最初から最後まで対象とする人々をすべて観察することが理想ですが、現実的ではありません。そのため固定された期間に限定せず、個々人についてそれぞれ観察可能な期間を足し合わせることで、全体の情況をつかもうとします。それが「**人年**」の考え方です。1人の対象者を1年間観察した場合は1人年（＝1人×1年）となり、これを1単位として扱います。人年法による死亡率は、

$$死亡率 = \frac{観察期間中の死亡数}{各人の観察期間の総和}$$

と定義されます。

　例では、10人の集団を4年間観察したとき、ID02は0.8年、ID03は1.8年、ID05は0.6年、ID08は2.3年、ID09は3.2年で死亡し、残り5人は生存しています。この10人の観察合計時間は20年（＝1.5＋0.8＋・・・＋2.0）になります。死亡した5人を観察合計時間20年で割ると0.25となり、100人年あたり25人になります。ちなみに**死亡割合**は死亡者数/総対象者数＝5/10＝0.5になります。このように、死亡率と死亡割合は異なるので気をつけましょう。

●●● データ評価・比較の方法（推定）

私たちは生活のなかで、比・率・割合という言葉をよく使います。医学の世界でも、ある疾患の発症率など、物事の頻度を議論するときに比、率、割合がよく使われます。これらの概念は混同されて区別なく使われていますが、科学的議論、とりわけデータを解析する際は、厳密に定義し、使い分けなくてはいけません。

日常生活とデータに基づいて科学的議論をする場合とでは状況は大きく異なるかもしれませんが、日頃から「比、率、割合」を意識して使い分けてみることで、統計を身近に感じるようになるかもしれませんね。

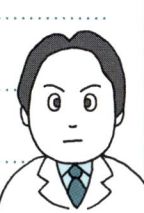

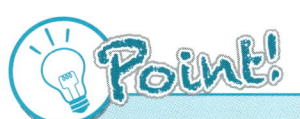

1 これだけは押さえておこう！ 必須医薬統計用語

## Point!

- **比とは** ▶ 2つの量を比べるとき、「○：■」で表すもの。○と■はお互いを含まない。
- **割合とは** ▶ 2つの量を比べるとき、「○／■」で表すもの。○は■に含まれる。
- **率とは** ▶ ある単位時間あたりにイベントが起こる頻度を表すもの。

67

# Chapter 1 データ評価・比較の方法（推定）

これだけは押さえておこう！　必須医薬統計用語

## 14 リスク比とオッズ比

- リスク比とオッズ比をどんなときに使うのか、理解しよう。
- 比がわかったときに、結果をどう読めばいいのか、習得しよう。

### ▎喫煙者と非喫煙者の肺がんの「リスク」について調べたい

　ある地域で、喫煙者を500人、非喫煙者を500人、30年間追跡して、肺がんの発症を調査する前向きのコホート研究を実施しました。すると、**表1**のような結果が得られました。

表1　喫煙者と非喫煙者における肺がんの発症者数の比較

|  | 肺がん発症（人） | 肺がん非発症（人） | 合計（人） |
|---|---|---|---|
| 喫煙者 | 40 | 460 | 500 |
| 非喫煙者 | 20 | 480 | 500 |

### ▎リスクを「比」でみてみよう！

　**表1**の喫煙者における肺がんのリスクは8％（＝40/500）、非喫煙者のリスクは4％（＝20/500）となりました。非喫煙者に対する喫煙者の肺がんのリスク比（相対リスク）は、2.00＝（40/500）/（20/500）となります。

喫煙者は肺がんのリスクが2倍に増えるというわけです。

なお、リスク比の95％信頼区間は、（1.19－3.37）でしたので、リスク比は、統計学的に有意に1と異なる、つまり、喫煙者の肺がんのリスクは非喫煙者に比べて、有意に高いことがわかります。

## 肺がんの患者で喫煙者の割合をみてみると…？

今度は、別の地域で肺がんの患者（ケース）と肺がんでない健常者（コントロール）を対照にケースコントロール研究を実施しました。この調査では、肺がん患者と健常者に対して、喫煙習慣があるかどうかを尋ね、喫煙と肺がんの関係を調べました。その結果**表2**のようになりました。

### 表2　肺がん患者と健常者の喫煙習慣の比較

|  | 肺がん患者（ケース）（人） | 健常者（コントロール）（人） |
| --- | --- | --- |
| 喫煙あり | 40 | 460 |
| 喫煙なし | 20 | 480 |
| 合計 | 60 | 940 |

## リスク比が使えない？　→そんなときはオッズ比！

喫煙者の割合は、ケース群で67％（＝40/60）、コントロール群で49％（＝460/940）でした。ケースコントロール研究は、肺がんの母集団、健常者の母集団から、喫煙習慣がある人とない人をサンプリングしていますので、喫煙習慣がある人の肺がん罹患率や、喫煙習慣がない人の肺がん罹患率を求めることができません。そのため、リスク比（リスク差も同様）を計算できません。このときに役立つのがオッズ比です。

## ■ そもそも、オッズって？

　オッズ比を説明する前に、オッズとは何かを説明する必要があります。ギャンブルの世界では、勝つ見込みの指標として「**オッズ**」が用いられ、競馬では馬券の払い戻しの倍率を示しています。例えば、オッズ10倍のとき、100円購入して、当たれば払戻金は1,000円になります。
　疫学や統計学の世界では、ある事象が確率 $p$ で発生する場合、この事象が発生しない確率は $(1-p)$ となり、オッズは $\dfrac{p}{1-p}$ と定義されます。

## ■ オッズからオッズ比を出そう！

　**表2**の例では、ケース群の喫煙のオッズは $\dfrac{40/60}{20/60}=2.00$ となり、コントロール群では $\dfrac{460/940}{480/940}=0.96$ となります。オッズが1より大きい場合は、ある事象が起こりやすいことを示し、逆にオッズが1より小さい場合は、ある事象が起こりにくいことを示しています。オッズが計算できれば、オッズ比も簡単に計算できます。オッズ比は、オッズの比であり、ある事象の起こりやすさ（関連の強さ）を2群で比較する際に用いる指標です。

## ■ オッズ比が出たら…結果をどう読む！？

　**表2**のケースコントロール研究のオッズ比は、$\dfrac{40/20}{460/480}=\dfrac{2.0}{0.96}=2.09$ となり、その95％信頼区間は、(1.20 − 3.62)となります。95％信頼区間が1を含んでいないので、オッズ比は有意に1と異なります。この結果から、喫煙者は非喫煙者に比べて、肺がんになるリスクが有意に高く、その程度はおよそ2倍高いと解釈することができます。

リスク比とオッズ比では①〜③を押さえておきましょう。

① コホート研究ではリスク指標としてリスク比を用いますが、ケースコントロール研究は罹患率が計算できないためリスク比は計算できません。

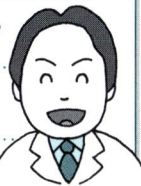

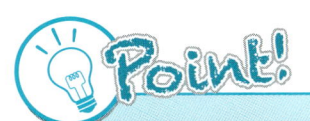

② まれな疾患の場合、確率 $p$ が小さくなるので、リスク比とオッズ比は近い値になります。

③ まれな疾患のケースコントロール研究ではリスク指標としてオッズ比を使います。

## Point!

- **リスク比とは** ▶ 2つのリスクの比。
- **オッズ比とは** ▶ 2つのオッズの比。

# Chapter 1 データ評価・比較の方法（検定）

これだけは押さえておこう！　必須医薬統計用語

## 15 帰無(きむ)仮説と対立仮説

- ☑ 統計学的仮説検定を理解しよう。
- ☑ 帰無仮説と対立仮説の違いを理解しよう。
- ☑ 自分の研究で帰無仮説と対立仮説を作ってみよう。

### ■ 自動血圧計の精度は？　→水銀式と比べてみる

　血圧を簡単に測定できる自動血圧計が販売されました。
　その血圧計の精度を調べるために、血圧が正確に測れる水銀式血圧計と自動血圧計を使って、1人の専門医が同じ患者の血圧を、毎日同じ時刻に繰り返し測定しました。すると、血圧の分布は**図1**のようになりました。

### ■ 2つの血圧計で差はあるか？　→検定で答える！

　この研究の目的は、「水銀式血圧計と自動血圧計で測定した血圧の間に差があるかどうか」を調べることです。**図1**では、自動血圧計のほうが少し高めに分布しているようにみえます。
　データから水銀式血圧計と自動血圧計の血圧値に差があるかどうか、YesかNoで答える二者択一の問題を扱う方法論が、**統計学的仮説検定**です。単に**検定**ということもあります。

## 図1　水銀式血圧計と自動血圧計による血圧の分布

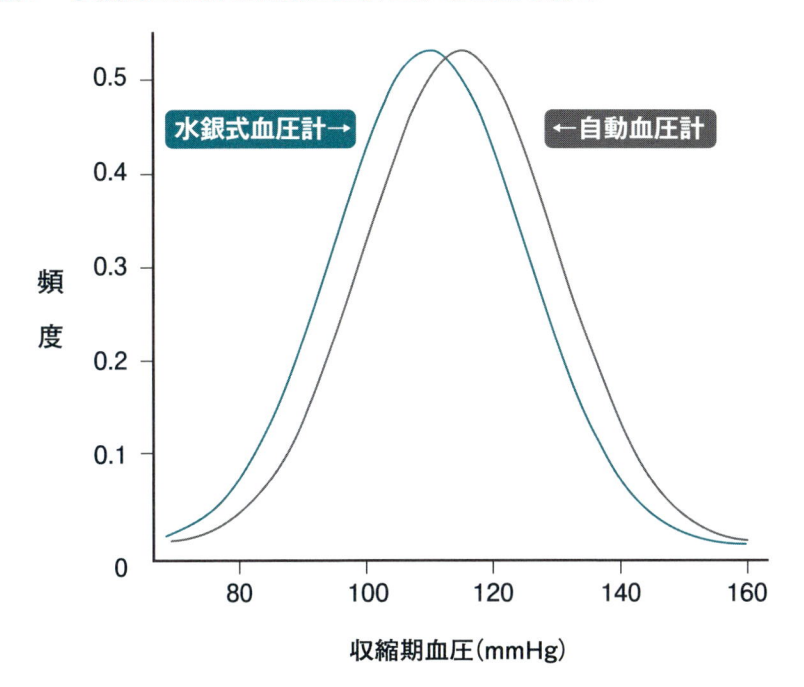

*(グラフ：横軸 収縮期血圧(mmHg) 80〜160、縦軸 頻度 0〜0.5。水銀式血圧計と自動血圧計の2つの正規分布曲線が描かれている)*

## ■ 帰無仮説と対立仮説の違いは、「知りたいことを否定から入るかどうか」

　検定の論理は少しひねくれていて、差がないことを否定することによって、間接的に差があることを証明します。そのため、本当は「差がある」ことを証明したいけれど、最初に反対の「差がない」という仮説を立てます。これを無に帰することを期待する仮説という意味で、**帰無仮説**といいます。帰無仮説に対置する仮説を**対立仮説**といいます。

　図1の例の場合、各仮説は次のようになります。

　　帰無仮説：水銀式血圧計と自動血圧計で測定した血圧に差がない。
　　対立仮説：水銀式血圧計と自動血圧計で測定した血圧に差がある。

検定を行う場合は、まず研究目的から帰無仮説と対立仮説を作ることが重要です。

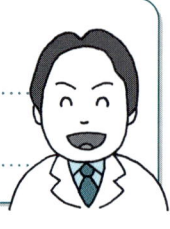

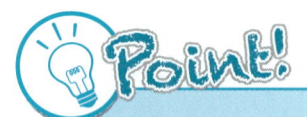

## Point!

- **帰無仮説とは** ▶
  証明したい仮説と反対の仮説。
- **対立仮説とは** ▶
  証明したい仮説そのもの。
- **統計学的仮説検定とは** ▶
  「○○かどうか否か」という二者択一問題を解く方法。

## Column コラム

### 有意症

　医学の世界で「有意症 (significantosis)」というものが蔓延しています。読者のみなさんには、そのようにならないよう勉強してほしいという意味も込めて、東京医科歯科大学名誉教授　佐久間　昭先生の報告を紹介します。

「有意ならば官軍、有意でなければ賊軍という習慣が日本の医学で始まったのはいつごろからか。

1970年代の始めごろには企業に見逃しの失敗について説明をしてもあまり関心をよばなかった。検定はシグナルとノイズの比（S/N比）の吟味でありこれが大きくなれば有意になる。真の効果の差を反映するシグナルは薬の実力差で決まり、対象集団を選ぶことで運が向いていれば大きくなるが、これはむしろ例外的で人為的には変えにくい。

差のノイズのほうはSED（平均値なり出現率の差の標準誤差）であり、本質は $\sigma/\sqrt{n}$ の形式に書ける。反応性の揃った対象を集め観測や評価を注意深くして、例数を多く集めれば、ノイズはいくらでも小さくなる。

つまり、有意とは「薬の実力差×研究者の努力」の結果である。努力過剰では（わが家のステレオ、つまり、小さな音でもノイズがほとんどないため、よく聞こえるので）、つまらない差でも有意になり、努力不足では（パチンコ屋の軍艦マーチ、つまり、大きな音でもジャラジャラの大雑音のため）、大きな差でも有意にならない。この辺の関係を理解せずに、とにかく「5％有意」を有難がって欲しがる病気が"significantosis"であり、推定の意味を知るようになると、やがて免疫ができる。」

(佐久間 昭：佐久間昭の世界 日本の薬効評価と生物統計学の歩み．サイエンティスト社、東京、1998. より引用改変)

# Chapter 1 データ評価・比較の方法（検定）

これだけは押さえておこう！　必須医薬統計用語

## ⑯ 2種類の過誤（第1種の過誤・第2種の過誤）

☑ 第1種の過誤と第2種の過誤を理解しよう。
☑ 有意水準を理解しよう。

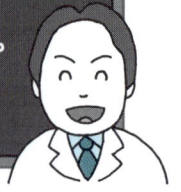

### ▌対立仮説が正しいというために…

　統計学的仮説検定の目標は、帰無仮説が間違っていると判断して（棄却されて）対立仮説が採用されるかどうかを正確に判断することです。
　「ある事件の裁判で、被告人を有罪と判決する」という例を考えてみましょう。
　事件が起きたら、警察が証拠を収集したり、取り調べなどを実施したりして事件に関連するデータが得られます。これらのデータをもとに裁判を行いますが、被疑者は有罪かもしれないし、無罪かもしれません。裁判の結果と真の状態が一致していれば、判決は正しいことになります。
　しかし、裁判の結果と真の状態が異なるのであれば、重大な過誤（エラー）が生じたことになります。

### ▌過誤の分類

　仮説検定では、どちらの仮説を誤って採用してしまったかによって、過誤を2つに分類します（**表1**）。

## ●第1種の過誤

帰無仮説が実際には真であるのに棄却してしまう過誤を**第1種の過誤**といいます。第1種の過誤は、あわてて間違った意思決定を起こすという意味で"あわて者の誤り"や"$\alpha$エラー"ということもあります。

例えば、新薬の薬事承認審査で、薬効のない薬が誤って「薬効がある」と判断され、薬事承認されてしまうことを指します。

## ●第2種の過誤

一方、対立仮説が実際には真であるのに帰無仮説を採用してしまう過誤を**第2種の過誤**といいます。例えば、2つの薬の有効性に違いがあるにもかかわらず、仮説検定で差がないと判定してしまうことで、偽陰性のことを指します。第2種の過誤は、ぼんやりして意思決定を起こさないという意味で"ぼんやり者の誤り"や"$\beta$エラー"ということもあります。

### 表1 仮説検定の結果と過誤の関係

| | 仮説検定の結果 | |
|---|---|---|
| 神のみぞ知る真の状態 | 差がある(対立仮説) | 差がない(帰無仮説) |
| 差がある | 正しい結果 | 第2種の過誤 |
| 差がない | 第1種の過誤 | 正しい結果 |

「真犯人の逮捕」を「帰無仮説の棄却」に例えるならば、「誤って一般市民を冤罪で逮捕してしまうこと」が第1種の過誤になります。一方、「真犯人にもかかわらず無罪と判決してしまい取り逃がしてしまうこと」が第2種の過誤になります。

法曹界には「疑わしきは罰せず」という基本ルールがあります。これは、絶対に第1種の過誤(=冤罪)が起こってはならないという基本精神によるものです(**表2**)。

### 表2　裁判の判決と過誤

| 神のみぞ知る真の状態 | 裁判の判決 ||
|---|---|---|
| | 有罪 | 無罪 |
| 真犯人である | 正しい判決 | 偽陰性 |
| 真犯人でない | 偽陽性（＝冤罪） | 正しい判決 |

## 第1種と第2種の過誤、どちらも小さくするのは無理！？

　理想をいえば、第1種の過誤と第2種の過誤の両方を、同時にできるだけ小さくすることが望ましいですが、一方を小さくしようとすれば、他方が大きくなるという関係にあります(**図1**)。

　第1種の過誤を小さくしようとすれば、罪を犯していない人を有罪と判決するリスクを避けなければならず、疑わしい人でもすべて無罪にするほかはありません。裁判の判断基準をゆるくして無罪と判決すれば、本当は罪を犯している悪人が、無罪と判決されてしまう確率は高くなってしまいます。

## 過誤をできるだけ小さくする基準「有意水準」

　仮説検定における伝統的な考え方は、第1種の過誤を犯す確率に上限を設定し、第2種の過誤を犯す確率を最小にするというものです。

　つまり、第1種の過誤の確率がある値以上にはならないようにします。このときの値を**有意水準**といい、慣例では0.05（5％と表記することもあります）に設定します。その一方で、第2種の過誤を犯す確率をできるだけ引き下げるというルールになっています。

　**表2**の例で考えると、冤罪の確率（もちろんこの確率はできるだけ小さくしたい）が与えられたとき、真犯人を無罪と判定する確率が最小になるような判定基準を求めることになります。

## 図1　第1種の過誤と第2種の過誤

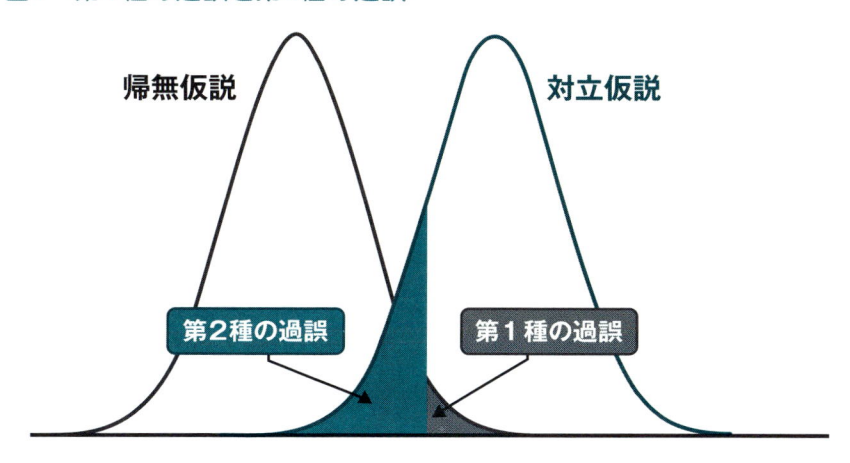

帰無仮説　　　　対立仮説

第2種の過誤　　第1種の過誤

---

検定はとても便利ですが、2つの重大なエラーがありますので、注意しながら使いましょう。

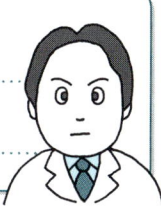

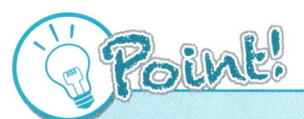

### Point!

- **第1種の過誤とは** ▶ 帰無仮説が正しいのに「間違っている」と判断すること。
- **第2種の過誤とは** ▶ 帰無仮説が誤っているのに、帰無仮説を採用してしまうこと。

# Chapter 1

これだけは押さえておこう！　必須医薬統計用語

# データ評価・比較の方法（検定）

## 17　$p$ 値

- [ ] $p$ 値とは何かを押さえよう。
- [ ] 論文でよくみる「$p<0.05$ で有意差あり」を理解できるようにしよう。

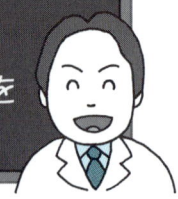

### ▍プラセボと比較して新薬の効果を知る
　→まずは仮説から考える

　ある新薬の薬効を評価するため、被験者をランダムに新薬とプラセボに割り付けて比較してみます。そのためにはまず、帰無仮説と対立仮説

図1　新薬とプラセボを比較する臨床試験の仮説

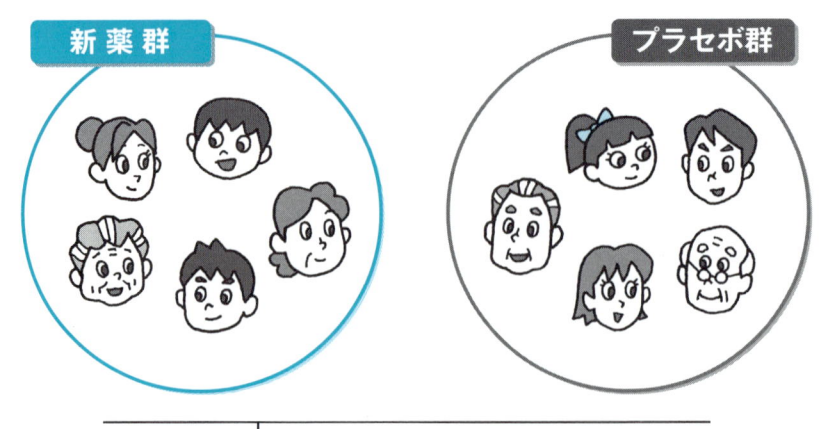

| 帰無仮説 | 新薬とプラセボの薬効には差がない |
|---|---|
| 対立仮説 | 新薬とプラセボの薬効には差がある |

80

を設定します。この場合、帰無仮説は「新薬とプラセボの薬効には差がない」、対立仮説は「新薬とプラセボの薬効には差がある」です(**図1**)。次に、帰無仮説が正しいと仮定して、臨床試験の結果と矛盾しないかどうか調べます。ここで気になるのは、矛盾するかどうかを仮説検定でどのように判断するかです。

## 帰無仮説を棄却する基準って？

これまで、帰無仮説と対立仮説を設定することは重要だと説明してきました。しかし、いったい何を基準にして、帰無仮説が棄却されるかどうかを判断すればよいのでしょう？

それは「$p$値」です。最近では、コンピュータや統計ソフトウェアの発展により、$p$値が簡単に求められるようになりました。$p$値を示して、その値から直接判断することができるようになったので、医学の世界では$p$値がよく登場するのです。

では$p$値から結果をどのように解釈するのか？ 前の臨床試験の例で説明しましょう。

## 解析結果がどんなに珍しいかを示すのが$p$値

「帰無仮説が正しい」としたときに、今得られている臨床試験の結果よりも極端な値になりうる確率を計算します。言い換えると、「今得られた臨床試験の結果がどれだけ珍しいことか？」を示す指標です。この指標が**$p$値**です。

$p$値のpはprobabilityの頭文字で、小文字のイタリックで$p$と表記することが一般的です。ちなみに確率なので、値の取りうる範囲は0〜1になります。例えば$p$値が0に近ければ、得られた結果はきわめて珍しく、反対に1に近ければあまり珍しくない、ということになります。$p$値は偶然の程度といってもよいかもしれません。

## 結果が珍しいのは、そもそも帰無仮説が間違っているから →棄却！

$p$ 値が、あらかじめ決めていた値（**有意水準**）よりも小さければ、「帰無仮説が正しいとしたのに、偶然とは考えられないきわめてまれな現象が起こった →帰無仮説と矛盾した現象が起こった（そもそも帰無仮説が間違っていた）」と判断して、帰無仮説を棄却し、対立仮説を採択します。

ここで1つ、例をもとに考えてみましょう。

事前に有意水準を0.05に設定し、$p$ 値を計算すると0.012だった臨床試験があります。この臨床試験の結果の解釈は、「新薬とプラセボに差がないと仮定したけど、データからこんな極端な差が出るなんてミラクルだ！ つまり新薬とプラセボには薬効差があるに違いない（有意差がある）」といった具合になります。

## 「有意差あり」が意味するもの

多くの医学研究では有意水準を 0.05 として仮説検定を行います。先ほどの例では「$p$ 値<0.05」で有意差ありと判定します。

一方、気をつけなければいけないことは、$p$ 値が事前に設定した有意水準（例えば、0.05）以上であった場合の結果の解釈です。よく間違われるのは、帰無仮説を棄却することができないため帰無仮説を採択する、すなわち、新薬とプラセボには薬効差がないと判断してしまうことです。

$p$ **値が大きい**ということは、今回の試験から得られた薬効差は、<u>偶然の度合いが大きいということになります。つまり薬効差があるかどうかはっきりしない、というのが正しい解釈です。</u>

## $p$値の弱点と対処法

$p$値は便利なようで大きな弱点があります。それは、「サンプルサイズ(標本の数)次第で結果がどうとでもなる」という落とし穴です。つまり、サンプルサイズを大きくすると臨床的に無意味な差でも統計学的に有意差があると判断されることがあります(**Column「有意症」**p.74を参照)。この$p$値の弱点を補うために、$p$値と点推定値と95%信頼区間を併記することが重要です。

> 統計学の世界では、$p ≤ 0.05$で有意としますが、医学研究では$p < 0.05$で有意とするのが一般的です。ここでは、医学研究の流儀に従って話を進めます。なお、有意水準0.05を正当化するための十分な根拠はありません。慣習的に0.05を用いています。

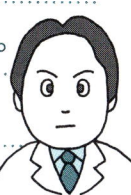

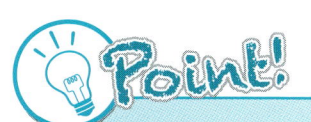

### Point!

**$p$値とは ▶**
事前に設定した帰無仮説が正しいという前提のもとで、データから得られた結果よりも極端な値になる確率。

# 第2章

# シチュエーション別解析・結果解釈法

# Chapter 2

シチュエーション別解析・結果解釈法

# 連続する値のデータを評価する

## 01 対応がある2群を比較するときには「1標本$t$検定」

- ☑ 1標本$t$検定の方法を押さえよう。
- ☑ 「対応がある」データの意味を正しく理解しよう。

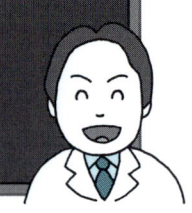

### ダイエットドリンクの効果を調べるには？

新発売のダイエットドリンクがあります。ダイエット効果を調べるため、健常者5人にそのドリンクを2週間飲んでもらいました。ドリンクを飲む前と飲み始めてから2週間後の体重を測定すると、**表1**のようになりました。

さて、このドリンクを飲めば体重が低下するといえるでしょうか？

#### 表1 ダイエットドリンク服用前後の体重

| 被験者 | 服用前 ($X_1$ kg) | 服用後 ($X_2$ kg) | 変化量 ($X_2-X_1$ kg) |
|---|---|---|---|
| A | 96 | 86 | -10 |
| B | 78 | 81 | 3 |
| C | 85 | 82 | -3 |
| D | 86 | 85 | -1 |
| E | 92 | 85 | -7 |

## ■ 1人1人のBefore and Afterを調べればOK

被験者のAさんは生活習慣が悪く、最近体重が高めです。この人は、ドリンクを服用している期間も服用した後も、体重の絶対値はそれなりに高い値で推移するでしょう（100kgの人が90〜110kgくらいにはなっても、50kgになることはありえないという意味です）。

一方、普段から健康志向で体重の低い人であればドリンク服用後も低いと考えられます（50kgの人が数kgは変化しても、2週間で70kgになったり、40kgになったりする可能性は低いでしょう）。

このように、同じ被験者でも介入前後の値には、<u>被験者特有の情報が含まれています。この情報を利用して解析する方法</u>が、**対応のある検定**です。表1のように、Aさん、Bさん、...、Eさんの服用前後で比較する場合には、各被験者のなかでデータに対応があるので、**対応のある$t$検定**を使います。

少し脱線しますが、試験治療群と対照群に異なる被験者が割り付けられ、異なる被験者集団に対して、2つの群の平均値に差があるかを検討するときには、対応のない2標本$t$検定を使います（**②2標本$t$検定** p.90を参照）。

この手法は、<u>データが2群に分かれていれば、対応の有無にかかわらず利用できます</u>。

## ■ 対応のある$t$検定って？

対応のある$t$検定では、服用前と服用後の平均値の差を**検定**します。このとき、**帰無仮説**は「服用前と服用後の平均値に差はない」です。

計算が少々ややこしいので、多くの場合、AさんからEさんの5人それ

---

LINK
- 検定→ p.72-74
- 帰無仮説→ p.73-74

それに対して、服用前後の体重の差（**表1**の変化量）を求めて、その差の平均値を計算して検定します。

変化量は、1人1つのデータになります。これをまとめて1つの標本と考えて、「差の平均値」、つまり変化量の平均値がゼロと異なるか（＝差があるか）を検定しているので、**1標本 $t$ 検定**とよばれます。

**表1**の例で、服用前の体重と服用後の体重に差があるかどうかを検定するために、**有意水準** 0.05で 1標本 $t$ 検定を実施したところ、$t=-1.585$、$p=0.19$ となりました（なお、被験者数が5人なので**自由度**は4＝5－1）。したがって、このドリンクは体重低下作用があるとはいえないという結論になります。

## Question
### なぜ対応があるデータには「1標本 $t$ 検定」を使うの？

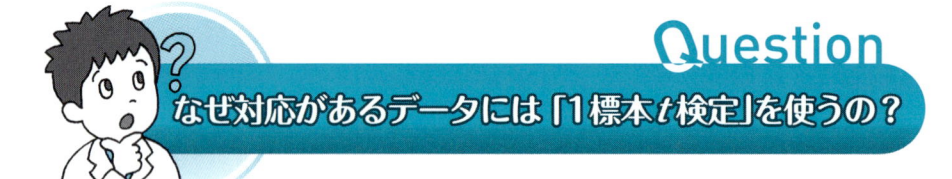

**表1**の例でみると、対応があるデータの場合は服用前と服用後に相関があります。医学研究では、体重が重い人は高い値で推移し、軽い人は低い値で推移するのが一般的です。この性質があるために、2群の対応するデータは、差を取って1標本 $t$ 検定を使うのがよいのです。

対応のあるデータに対しては、差を取って1標本 $t$ 検定を実施すると、この性質からデータの分散が小さくなり、差を検出しやすくなります。つまり、対応のあるデータに対して、1標本 $t$ 検定の $p$ 値は、多くの場合、対応のない2標本 $t$ 検定の $p$ 値より小さくなります。

LINK
- 有意水準 → p.78、82
- 自由度 → p.41-42

対応のある$t$検定では$p$値が0.05未満になったとき、帰無仮説が破棄されて「2つの変数の平均値は有意に異なる」という結論が得られます。

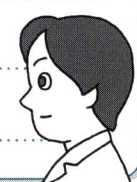

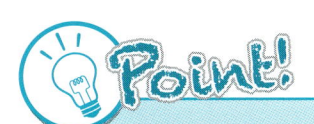

## Point!

**1標本$t$検定を使うのは▶**
量的データの前後比較をしたいとき。

### コラム Column

#### 1標本$t$検定の検定統計量$t$

データの差の平均を$\bar{d}$、データの差の母平均を$\mu_d$、データの差の標準偏差$\sigma_d$とすると、

$$t = \frac{\bar{d} - \mu_d}{\sigma_d / \sqrt{n}}$$

この統計量$t$は自由度$n-1$の$t$分布に従います。ここで、検定の帰無仮説は$\mu_d = 0$となります。そこで$\mu_d = 0$を上の式に代入すると、

$$t = \frac{\bar{d}}{\sigma_d / \sqrt{n}}$$

となります。この統計量$t$が、自由度$n-1$の$t$分布であらかじめ設定した棄却域に入るかどうかを考えます。

# Chapter 2 連続する値のデータを評価する

シチュエーション別解析・結果解釈法

## 02 対応がない2群を比較するときには「2標本 $t$ 検定」

- ☑ 2標本 $t$ 検定の方法を学ぼう。
- ☑ どのような場合に用いるのかを理解しよう。

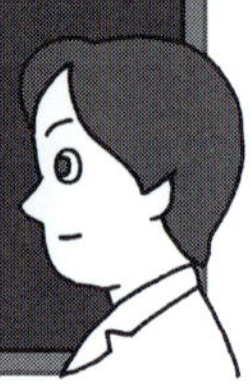

### ■ 2つの「群」で差があるかを調べたい → 検定を実施する

　50人の被験者をランダムに、糖尿病の新治療薬を飲んでもらう群とプラセボを飲んでもらう群にそれぞれ25人ずつ割り振りました。開始から24週間後のHbA1cの平均値に、2つの群で差があるか考えてみましょう。ただし、**有意水準**は両側0.05とします。

### 図1　糖尿病治療薬のランダム化比較試験の帰無仮説と対立仮説

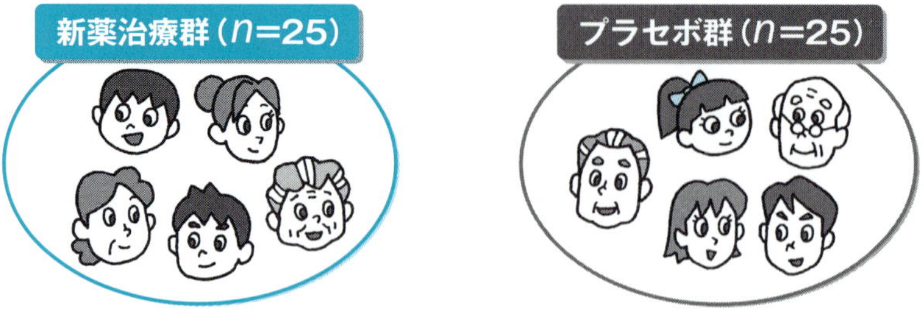

新薬治療群（$n=25$）　　プラセボ群（$n=25$）

| 帰無仮説 | 新薬とプラセボで24週間後HbA1cに差がない |
|---|---|
| 対立仮説 | 新薬とプラセボで24週間後HbA1cに差がある |

LINK
・有意水準 → p.78、82

## ■第1ステップ！　仮説を立てる

　検定を実施するとき、まず仮説を設定します。**図1**の例の場合、**帰無仮説**は「新治療薬群とプラセボ群で24週間後のHbA1cの平均値に差がない」、**対立仮説**は「新治療薬群とプラセボ群で24週間後のHbA1cの平均値に差がある」となります。

　被験者からHbA1cのデータを取得すると、プラセボ群の24週間後のHbA1cの平均値は7.20%、標準偏差は0.83であり、新治療群ではそれぞれ6.51%、0.75でした（**表1**）。

### 表1　プラセボ群と新治療群における24週間後のHbA1c

|  | 被験者数（人） | 24週間後の平均HbA1c（%） | 標準偏差 |
|---|---|---|---|
| プラセボ群 | 25 | 7.20 | 0.83 |
| 新治療群 | 25 | 6.51 | 0.75 |

## ■第2ステップ！　検定統計量 $t$ 値を計算… $t$ 値って？

　次に、得られたデータから「検定統計量」の値を計算します。**検定統計量**とは、検定を行うときにデータから計算される関数のことです。$p$ 値を計算するために必要になります。

　**表1**の例で、プラセボ群の**平均値**、**標準偏差**、サンプルサイズをそれぞれ、$\bar{x}_1$、$\sigma_1^2$、$n_1$、新治療群の平均値、標準偏差、サンプルサイズを $\bar{x}_2$、$\sigma_2^2$、$n_2$ とすると、検定統計量は、

---

LINK
- 帰無仮説→ p.73-74　・対立仮説→ p.73-74
- 平均値→ p.33　・標準偏差→ p.37-40

## シチュエーション別解析・結果解釈法

$$t = \frac{|\bar{x}_1 - \bar{x}_2|}{\sqrt{\frac{(n_1-1)\sigma_1^2 + (n_2-1)\sigma_2^2}{n_1+n_2-2}\left(\frac{1}{n_1}+\frac{1}{n_2}\right)}}$$

となります。この式を $t$ 統計量といいます。**表1**の例にあてはめると、実際の $t$ の値($t$ 値)は、

$$t = \frac{|7.20-6.51|}{\sqrt{\frac{24 \times 0.83^2 + 24 \times 0.75^2}{48}\left(\frac{1}{25}+\frac{1}{25}\right)}} = 3.08$$

となります。分子の｜｜は絶対値を意味します。

### ▌最後のステップ！ $t$ 値から $p$ 値を出して有意か調べる

前の式の $t$ 値から $p$ 値を計算すると、$p=0.0034$ となり、有意水準 0.05 未満なので、帰無仮説が棄却されました。

つまり、プラセボ群と新治療薬群の 24 週間後の HbA1c の平均値は異なるという結論になります。なお、$t$ 値が大きくなれば、$p$ 値は小さくなるという関係があります。上式を用いる方法は、Student の $t$ 検定とよばれます。

$t$ 値から $p$ 値の計算には、**自由度** $(n_1+n_2-2)$ の $t$ 分布というものを利用します。詳細は、統計学の専門書を参照してください(p.155参照)。

**LINK**
・$p$ 値 → p.81-83
・自由度 → p.41-42

2つの地域での食塩摂取量の差や、図1の例など、2つの集団における平均値の差を比較したいときに、「2標本$t$検定」がよく使われます。2標本$t$検定を使う場合には、2つの集団の分散が①既知、②未知、③未知のときは分散が2つの集団で等しいかどうか(等分散)、の3つがあります。医学研究では、分散が既知である状況は限られますので、分散は未知かつ2つの集団で等しいとして、説明を進めました。2群の分散が等しくない(不等分散)場合はWelchの検定を用いることになります。詳細は、統計学の専門書を参照してください(p.155参照)。

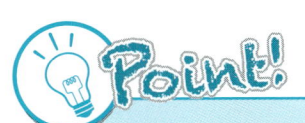

## Point!

**2標本$t$検定を使うのは▶**
対応がない2つの量的変数を比較するとき。

LINK ・分散→ p.37-40

# Chapter 2 連続する値のデータを評価する

シチュエーション別解析・結果解釈法

## 03 3群以上を比較するときには「分散分析」

- ☑ 分散分析の考え方・方法について学ぼう。
- ☑ どういう場合に用いるのか、把握しよう。

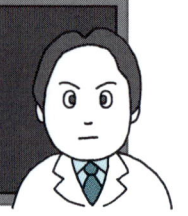

### 薬剤の用量別に薬効を比べるには？

　糖尿病の新薬を開発したのですが、どの用量で血糖降下作用が高いかわからないので、用量設定試験を行いました。低用量10mg、中用量50mg、高用量100mgの3用量をそれぞれ50人の被験者をランダムに割付け、空腹時血糖を測定しました（**図1**）。

### 図1　糖尿病治療薬の用量設定試験

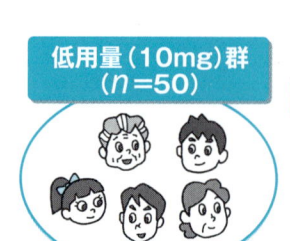

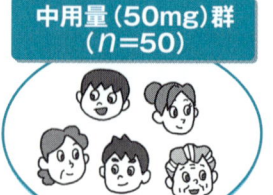

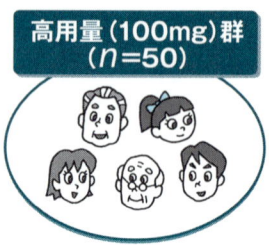

低用量（10mg）群（$n=50$）
中用量（50mg）群（$n=50$）
高用量（100mg）群（$n=50$）

3つの用量に分けて空腹時血糖を比較

## 2用量ずつ組み合わせて検定を行う？
## →誤る確率が高くなる！

低用量と中用量、中用量と高用量、そして高用量と低用量のそれぞれの組合せに対して、以下のように3回対応のない $t$ 検定を行い、いずれかの組で帰無仮説が棄却されたならば、3つの用量の平均は異なる、と結論づけることがあります。

比較1）低用量 vs. 中用量
比較2）中用量 vs. 高用量
比較3）高用量 vs. 低用量

しかし、このやり方には問題があります。それぞれで、**第1種の過誤**を0.05とすると、比較1で誤って差があるとしてしまう確率が0.05、比較2でも0.05、比較3でも0.05となります。少なくともどれか1つの比較において誤る確率は、1－（3つの比較すべてで誤らない確率 $0.95^3 = 0.857$）= 0.143で約14％となり、有意水準0.05を大きく上回ってしまいます。検定を不用意に繰り返すと、このように誤りの確率が大きくなってしまい、これを**多重性の問題**といいます。

## 分散分析を使えばOK

そこで、グループ（水準）が3つ以上の場合に、各グループの母平均に違いがあるかどうかを検討する代表的な方法として「**分散分析**」があります。厳密には、「3つ以上のグループの平均が等しい」という帰無仮説を検定するものです。帰無仮説が棄却されると、グループ間で少なくとも1つの平均が異なっているということがわかります。つまり、全体のなかでどこかに差が存在することを示しているだけで、具体的にどのグ

・第1種の過誤 → p.77-79

ループとどのグループに差があるかということは、分散分析ではわかりません。そのため、複数のグループ間を比較したい場合は、**多重比較**という手法が必要になります。多重比較の詳細は、統計学の専門書を参照してください(p.155参照)。

## 一元配置とは？ → 1つの要素でグループを識別する

　分散分析には大きく分けて、一元配置と多元配置（二元配置）といわれる方法があります。一元配置や二元配置といった用語は、わかりにくいですし、あまり適当なものではないでしょうが、多くの書籍はこのようによんでいますので、本書でも同じように扱います。

　まず一元配置について説明します。図1の例のように、糖尿病患者に対して、ある薬剤の低用量、中用量、高用量の3用量をランダムに割り付け、3用量間での血糖値の変化量の違いを調べた場合、用量がグループを識別する1つの要素(**因子**)になります(この場合の各用量を**水準**とよび、3水準となります)。

　このように、グループを識別する要素が1つのものを**一元配置データ**とよびます。そしてこの構造のデータを分析する方法が一元配置分散分析です。

　手法を定義づけると、①データの分散を「水準の違いによる部分」と「誤差による部分」とに分け、②前者の後者に対する比を求め、$F$分布を利用して検定する手法となります。$F$分布の詳細は、統計学の専門書を参照してください(p.155参照)。

## 「全体の平均からのズレ」を分解して解析するのが分散分析！

　分散分析の考え方について少し詳しく説明します。今、3つの用量群の血糖値の変化量データが図2のように分布したとします。ここで高用量群のなかの1人のデータ(図2の☆)を取り上げて考えてみます。

●●● 連続する値のデータを評価する

　このデータは、全体の平均値から ⟷ の大きさだけずれています。この全平均からのズレをもっとよくみると、「全体の平均と高用量の平均のズレ」と「高用量の平均からのズレ」に分解できます。ここで、「全体の平均と高用量の平均のズレ」は、全体の平均から各群がどれほどずれているかを示しており、これを「**群間変動**」とよびます。

　一方、「高用量の平均からのズレ」は、群のなかで個々のデータがどれほどずれているか示しており、これを「**群内変動**」とよびます。すべてのデータについて、全体の平均からの変動（全変動）を、群間変動と群内変動に分解することができます。このズレ（変動）を表す統計量として**分散**を利用し、それを分解して解析するので分散分析とよばれているのです。

　分散分析は、このような変動の分解を全データについて行い、データの変動は、群固有のもの（群間変動）なのか（高用量だからずれているのか）、それとも偶然的なもの（群内変動）なのかを評価します。もし、群内変動に比べて、群間変動が大きければ、群間の違いが大きいということですから、「母集団の平均に差がない」という**帰無仮説**を棄却することになります。

#### 図2　分散分析のイメージ

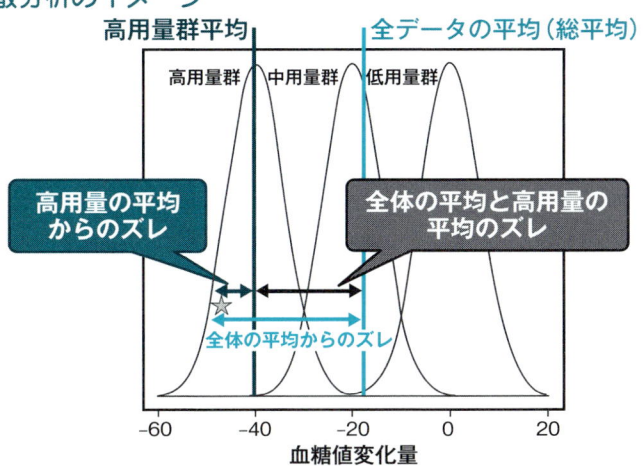

LINK
・分散→ p.37-40
・帰無仮説→ p.73-74

## 二元配置とは？ → 2つの要素でグループを識別する

　図2のデータに対して、「BMIが高いか低いか」という要素を加え、各被験者を用量とBMIの2つの要素で識別できるようなデータ構造を**二元配置データ**といいます。この構造のデータを分析する方法が二元配置分散分析です。二元配置分散分析の目的は3つあります。

① 薬剤の投与量によって血糖値の変化量は異なるか
② BMIの高低（BMI≧25、BMI＜25）によって血糖値の変化量は異なるか
③ 2つの要素による交互作用（相乗効果）はあるか

　①、②の目的は、それぞれ1つの因子の単独の効果を評価することです。この効果を**主効果**といいます。ここでは、薬剤の用量とBMIの2つの主効果があります。

　血糖降下作用をこの2つの主効果で評価できればよいのですが、そうではないことも多いです。つまり、薬剤の用量とBMIという2つの因子が組み合わさって、BMIの高い患者には高用量、BMIの低い患者には低用量で血糖降下作用が起こったりします。この2つの因子の組み合わせによって起こる効果を**「交互作用」**といいます。二元配置分散分析は、交互作用を評価することも重要です（**図3**）。

### 図3　治療薬投与量とBMIとの交互作用

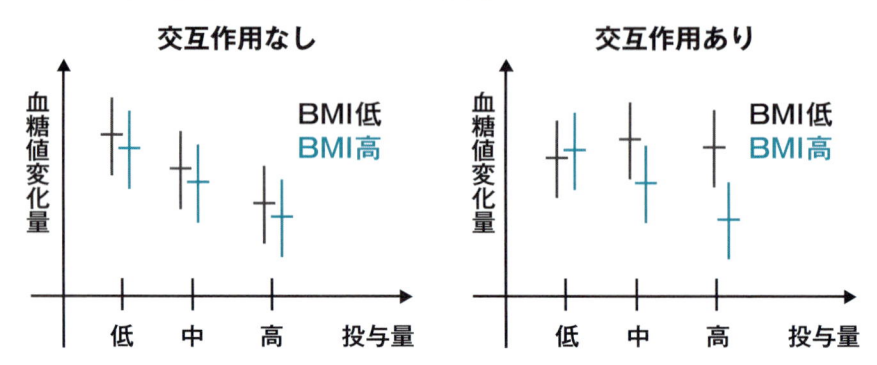

●●● 連続する値のデータを評価する

## ■ 共分散分析って？

　医学研究では、共分散分析という用語がよく登場します。分散分析と同様、連続する量的データの平均値を比較するときに使われます。分散分析は、因子（カテゴリで分類される質的データ）だけで構成されていますが、**共分散分析**では、因子と量的データで構成されます。ただ、分散分析と共分散分析は混同されて使われることもあるので、厳密に区別する必要はないでしょう。

## ■ 3つ以上の要素があるときは…？

　**図2**の例にさらに因子数を追加して、年齢や性別の影響も評価することもできます。因子の数が3つ以上のデータ構造を総称して多元配置データといいます。多元配置分散分析は、理論的には3つ以上の因子を同時に解析することができますが、交互作用も複雑になり、仮説の記述や結果の解釈が困難になります。

> 医学研究において、多元配置を必要とするような仮説を検討する場合は、医薬統計の専門家に相談するほうがよいでしょう。

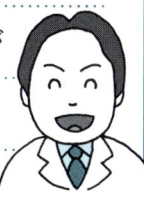

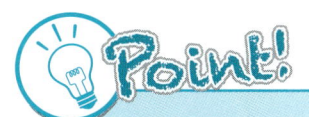

### Point!

❗ **分散分析を使うのは▶**
　3つ以上のグループの平均値を比較したいとき。

# Chapter 2 連続する値のデータを評価する

シチュエーション別解析・結果解釈法

## 04 2つの群の関係性をみるときには「相関と回帰分析」

- ☑ 「相関」の意味を正しく押さえよう。
- ☑ 回帰分析で何がわかるのか、把握しよう。
- ☑ 図示法と合わせてチェックしよう。

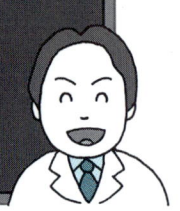

### ▍相関の有無が知りたい　→散布図を書いてみよう

医学研究では、年齢と血圧などの2つの量的データに相関があるかどうかを調べることがよくあります。相関の有無を調べるために、縦軸を血圧、横軸を年齢にして**散布図**を作成してみましょう（**図1**）。

#### 図1　血圧と年齢の散布図

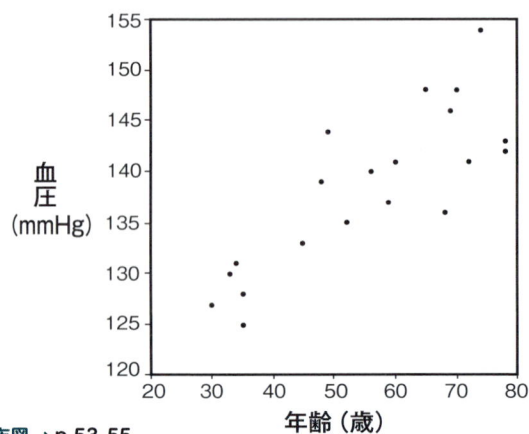

LINK　・散布図→ p.53-55

100

## 相関の強さが知りたい　→相関係数を使う！

　図1の散布図をみると、年齢が上がると血圧が高くなることがわかります。ただ、図をみただけでは血圧と年齢の相関がどの程度なのかはわかりません。そこで、2つの変数間の相関を定量的・客観的に示す指標として、**相関係数**というものを用います（詳しい計算方法は Column「相関係数の計算式」p.106を参照）。

　相関係数は、−1〜1の範囲内で値を取ります。相関係数が正の値であれば、$x$軸の測定値が大きくなれば$y$軸の測定値も大きくなり（右肩上がり）、これを正の相関（図2左）といいます。一方、相関係数が負の値であれば、$x$軸の測定値が大きくなれば$y$軸の測定値は小さくなり（右肩下がり）、負の相関（図2右）といいます。つまり、**相関**は一方の値が増せば、他方の値が増す、あるいは減少するような直線的な関係を示すものです。

　相関係数がいくつ以上なら強く、いくつ以下なら弱い相関である、といった一般的な指針はありません。ただ、感覚的には 0.8を超えてくる

### 図2　正の相関と負の相関がある散布図

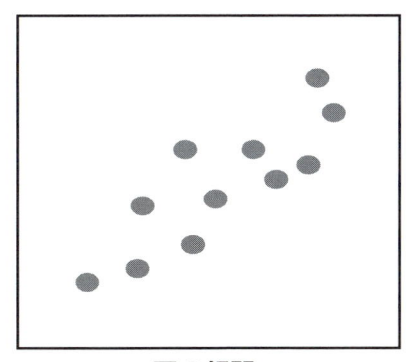

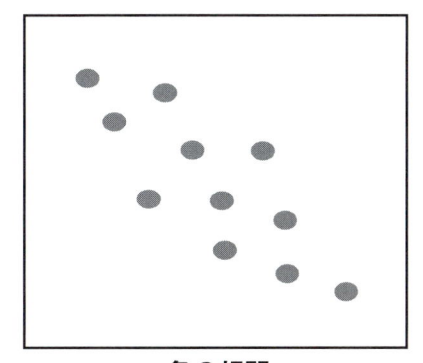

正の相関　　　　　　　　　負の相関

LINK
・正の相関→ p.54-55
・負の相関→ p.54-55

と相関がかなり強いといえそうです。**図1**の例では、血圧と年齢の相関係数を計算すると0.82となり、両者に強い正の相関（年齢が上がるにつれて血圧も上昇するという関係）があることがわかります。

## 相関係数が0.81＝相関が強い！　…と言い切れないときもある

相関係数を計算すれば、2つの変数間に相関があるか簡単にわかります。しかし、相関係数で測れるのは直線的関係（線形）からの乖離の程度であって、曲線のような非線形の関係を含めた尺度とはなりえないことに注意が必要です。

例えば、**図3左**のような2つの変数が直線的でなく曲線関係（非線形）のデータで相関係数を計算すると0.81になります。また、**図3右**のように1つ飛び離れた値がある際には、相関係数を計算しても0.81になります。

このように直線関係にないデータでも、相関係数は高くなり、相関ありという結論を誤って導いてしまう可能性があります。逆に、相関係数は大きくなくても、隠れた相関が存在する場合もあります。したがって、相関係数のみを信じるのではなく、散布図を作成し、データの分布を確認することが重要です。

### 図3　相関がない散布図

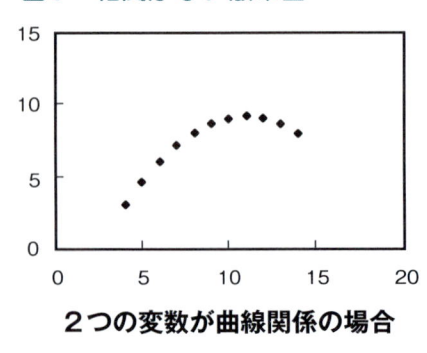

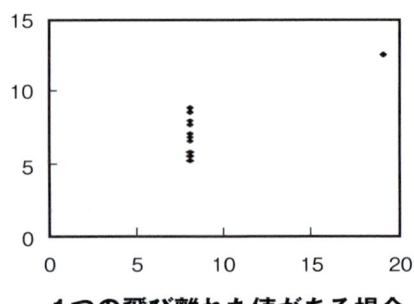

**2つの変数が曲線関係の場合**　　**1つの飛び離れた値がある場合**

## 相関の強さを予測に役立てる方法「回帰分析」

　年齢と血圧は相関係数が高く、医学的にも関係が認められています。読者の皆さんは、このような関係をもとに年齢から将来の血圧を「予測」したい、または、このような関係を定量的に分析したい（例えば、10歳年をとると血圧がどれくらい変化するのか？ 30歳と50歳でどのくらい血圧が違うのか？ など）と考えることと思います。

　**図1**の例では、年齢（$x$）が原因で、血圧（$y$）が結果と考えられるので、年齢以外の要因（**交絡因子**など）を無視して次のような単純な式で表現することができます。

$$y = \alpha + \beta x + \varepsilon \cdots ①$$

　この式を**回帰式**といい、回帰式によって変数間の直線的な関係を分析する統計手法を**回帰分析**といいます。特に、①のように血圧のみの1つの変数を扱うものを**単回帰分析**（**その式を単回帰式**）といいます。また、予測したい変数（$y$）のことを**目的変数**（**または従属変数、応答変数、反応変数**）といい、目的変数を説明する変数のことを**説明変数**（**または独立変数**）とよびます。

## 回帰分析では具体的に何を求めるの？

　①の$\alpha$と$\beta$は未知のパラメータ（母数）で、$\varepsilon$は$x$で説明できない誤差を表しています。

　30歳の人が全員同じ血圧になるわけではなく、年齢では説明できない誤差的変動を含んでいるという意味で、誤差とよばれます。測定されたデータに最もよく当てはまる回帰式を求める、すなわち「データから最もよく当てはまる$\alpha$と$\beta$を推定する統計学的問題を考える」ことになります。

LINK ・交絡因子 → p.14

回帰分析では、$y$が大きな値や小さな値を取る原因は、$x$の大きさにあると考えるので、すべての観測値から直線までの距離の二乗和を最小にするような直線が、理論的に最もよく当てはまる回帰式になります。

つまり、**図4**の$d_1^2+d_2^2+d_3^2+d_4^2$が最小になるように$\alpha$と$\beta$を決めるわけです。このような推定方法を最小二乗法といいます。最小二乗法の詳細は、統計学の専門書を参照してください（p.155参照）。

**図4　最小二乗法による回帰式の推定イメージ**

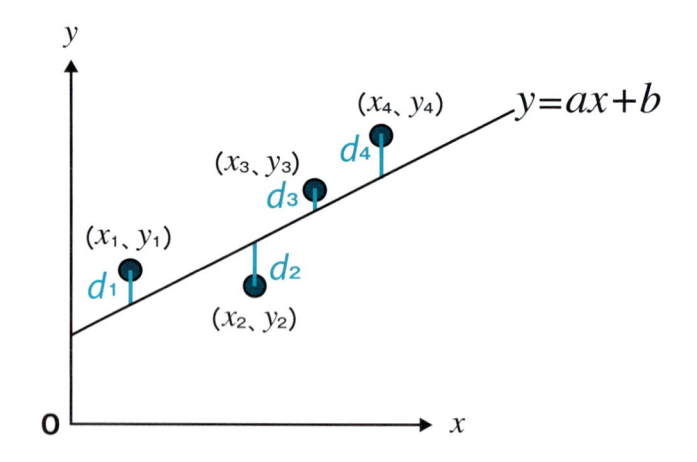

## 回帰直線が描けても満足はできない！？

**図1**の例で回帰分析を適用すると、回帰式は、血圧＝116＋0.40×年齢となり、回帰式をグラフにプロットすると**図5**のようなグラフになります。

回帰式が計算でき回帰直線が描けると、そこで満足してしまう研究者が多いのですがそれは正しくありません。推定した回帰式がデータをきちんと説明しうるものであるか（この式で予測できるかどうか）を確認しなければなりません。

そこで、目的変数$y$の変動のうち回帰式（説明変数 $x$）によって説明で

●●● 連続する値のデータを評価する

**図5　年齢と血圧の回帰式**

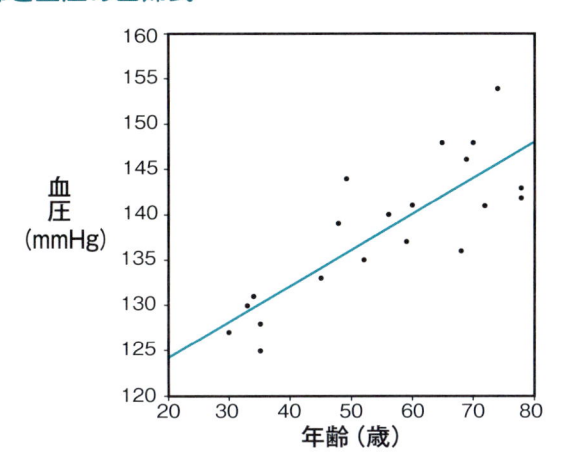

きる割合を計算します。この割合を**寄与率**、または**決定係数**とよび、通常は $R^2$ という記号で表します。寄与率は、0以上1以下の値を取り、1に近いほど回帰式の当てはまりがよいことになります。そのため、回帰式の適合度の指標としてよく利用されます。

　**図1**の例で年齢と血圧の回帰式の当てはまりを評価するために、寄与率を計算すると、$R^2 = 0.68$ となります。したがって、年齢を説明変数とした回帰式は、血圧の変動を68%説明できることがわかります。説明変数が1つの単回帰分析の寄与率は、相関係数（Pearsonの積率相関係数）の二乗になることが理論的に示されています。**図1**の例でも、$0.82^2 = 0.67$ となることが確認できます。

## 寄与率だけで回帰式の評価をしてはダメ！
→必ず散布図などで確認しよう

　これまで、2つの変数が直線関係にあることを前提に説明をしましたが、2つが直線関係になるかわからない場合に、盲目的に回帰分析を行うと大きな過ちを犯すことがあります。

シチュエーション別解析・結果解釈法

　例えば、2つの変数が直線関係にない**図3**のデータに対して回帰分析を行い、寄与率で回帰式の当てはまりを評価してみましょう。回帰式をプロットすると**図6**のようなグラフになり、寄与率は両者ともに $R^2 = 0.66$ となります。

**図6　散布図と寄与率が一致しない例**

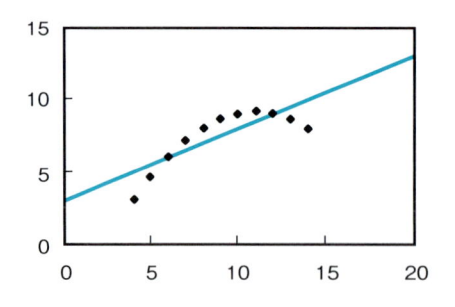

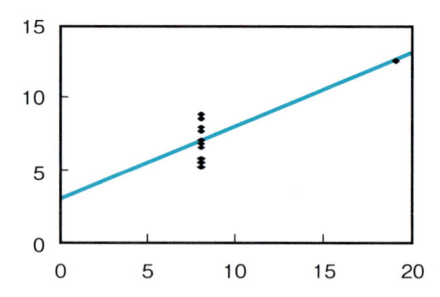

　このように、2つの変数間に直線関係がなくても、寄与率だけで判断すると回帰式の当てはまりはよいという結論を導いてしまうことがあります。相関係数の注意点と同様に、回帰分析の結果を寄与率のみで判断するのではなく、散布図を確認するように心がけましょう。

### Column コラム

■ 相関係数の計算式

　$n$個のデータの組 $(x_i, y_i)$ の相関係数は、右の式で計算できます。$\bar{x}$ と $\bar{y}$ は $x_i$ と $y_i$ の平均値です。

ここでは、年齢から血圧を予測することに注目しましたが、血圧に影響を与える因子は、年齢だけではなく、塩分摂取量、飲酒、喫煙、肥満などのさまざまな要因が医学的に考えられます。単変量解析では、年齢以外のリスク因子を考慮せずに解析を行うため、回帰式の予測精度や説明力は十分とはいえないことが多いでしょう。そこで次では、複数個の要因を説明変数として回帰式に含めて解析を行う手法、「重回帰分析」を紹介します。

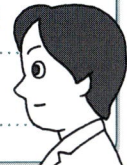

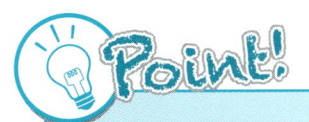

## Point!

- **相関係数とは** ▶ 1つの説明変数と目的変数の相関の強さの指標。
- **回帰分析とは** ▶ 説明変数と目的変数の関係を回帰式で表し、目的変数の大きさを説明変数によって定量的に示す方法。

$$\frac{\sum_{i=1}^{n}(x_i-\bar{x})(y_i-\bar{y})}{\sqrt{\sum_{i=1}^{n}(x_i-\bar{x})^2}\sqrt{\sum_{i=1}^{n}(y_i-\bar{y})^2}}$$

# Chapter 2 シチュエーション別解析・結果解釈法
## 連続する値のデータを評価する

### 05 因果関係を探るときには「重回帰分析」

- ☑ 重回帰分析で何がわかるのかを理解しよう。
- ☑ 重回帰式の解釈の仕方を学ぼう。

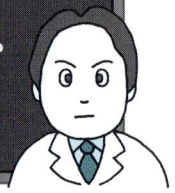

#### ▎血圧に影響するのは年齢だけじゃない！ →重回帰分析で解決

　血圧に対して、年齢、塩分摂取量、BMIを考慮して、それらの因子の影響度合や予測式を求めたいとします。
　どうしたらよいでしょうか。
　このような場合、次のような回帰式(**重回帰式**といいます)を考えます。

$$血圧 = a + b \times (年齢) + c \times (1日平均塩分摂取量) + d \times (BMI) + \varepsilon \cdots ①$$

　重回帰分析では、①の $a$、$b$、$c$、$d$ のパラメータをデータから計算する必要があります。ちなみにこのパラメータを「**(偏)回帰係数**」といいます。偏回帰係数の計算方法は、単回帰分析と同様に、最小二乗法で、$a$、$b$、$c$、$d$ のパラメータを推定します。この種の**推定**は手計算では大変ですので、統計ソフトウェアを用いましょう。
　さて、先の式を統計ソフトウェアで計算すると、**表1**のような結果が得られました。

LINK ・推定→ p.58

なお、**標準誤差**は、パラメータ$a$、$b$、$c$、$d$の推定値がどのくらいばらつくかの指標です。$p$値は、「各パラメータが0である」という帰無仮説に対する検定の結果です。表1の推定値を①の回帰式に代入すると、

### 表1　重回帰分析の結果

| パラメータ | 推定値 | 標準誤差 | *p*値 |
|---|---|---|---|
| 切片：$a$ | 107.87 | 7.77 | <0.00001 |
| 年齢(歳)：$b$ | 0.33 | 0.079 | 0.0008 |
| 1日平均塩分摂取量(g)：$c$ | 0.41 | 0.30 | 0.19 |
| BMI(kg/m$^2$)：$d$ | 0.30 | 0.29 | 0.32 |

血圧=107.87+0.33×(年齢)+0.41×(1日平均塩分摂取量)+0.30×(BMI)

となります。この式から、

① 1日平均塩分摂取量とBMIがある固定された値のとき、年齢が1歳上がるごとに血圧は0.33mmHg上がる。
② 年齢とBMIがある値のとき、1日平均塩分摂取量が1g増えるごとに血圧は0.41mmHg上がる。
③ 年齢と1日平均塩分摂取量がある値のとき、BMIが1kg/m$^2$増えると血圧が0.30mmHg上がる。

ことがわかります。

## 偏回帰係数の解釈に注意しよう！

表1の例ですと、偏回帰係数は、年齢(0.33)よりも1日平均塩分摂取量

- 標準誤差→ p.45-46
- *p*値→ p.81-83

(0.41)のほうが大きいので、年齢よりも平均塩分摂取量の影響が大きいと考えてしまうかもしれませんが、それは間違いです。個々の変数の単位は異なりますし、同じデータでも単位を変更してしまうと偏回帰係数の値は変わってしまうため、偏回帰係数の大きさを直接的に比較することはできません。複数の偏回帰係数の大きさを直接比較したい場合は、単位の影響を除いた**標準化偏回帰係数**（**表1**の推定値/標準誤差）を用いるとよいでしょう。

## コラム Column

### ■作った重回帰式が役に立つかを調べよう！

　せっかく作った重回帰式がちゃんと役に立つのかを確認する作業も大切です。重回帰式がデータにどれくらい当てはまっているかを評価するには、単回帰分析で用いた**寄与率**を用いるのが1つの方法です。

　重回帰分析の際に注意が必要なのは、説明変数の数が増えるにつれて、寄与率は高くなるということです。モデルを説明するのに役に立たない（寄与しない）変数を重回帰式に含めることは、本来意味がないのですが、そのような変数をモデルに含めると、寄与率が見かけ上、高くなってしまいます。

　しかし、これはモデルの説明力が高く、予測精度が高いというわけではありません。寄与率の欠点を補うのが、<u>**自由度で調整した寄与率を示す**</u>、「**調整済み寄与率**」です。余分な説明変数を増やしても値が大きくなりにくい統計量

LINK
・寄与率→ p.105-106
・自由度→ p.41-42

●●● 連続する値のデータを評価する

です。この調整済み寄与率が1番大きな重回帰式を、最も当てはまりがよいと判断する方法もあります。

そのほかにも、モデルの当てはまりを評価する規準として、赤池の情報量規準（Akaike information criterion；AIC）やベイズ情報量規準（Bayesian information criterion；BIC）なども利用されることがあるので知っておくとよいでしょう。詳細は、統計学の専門書を参照してください（p.155参照）。

> 医学研究では、これまで取り上げてきた臨床検査値などの量的なデータのほかに、糖尿病の既往の有無や心血管イベント発症の有無などの2つの値（あり、なし）を取る2値データ（名義尺度データ）を扱うことがあります。
>
> 次では、目的変数と説明変数の両方が2値データの場合の解析方法の代表であるカイ二乗検定を説明しましょう。

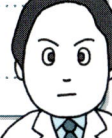

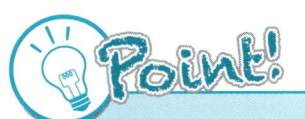

## Point!

**❶ 重回帰分析とは ▶** 目的変数が連続量のとき、目的変数と説明変数の関係を定量化するための方法。

# Chapter 2 2つに分類したデータを評価する

シチュエーション別解析・結果解釈法

## 06 関連性を調べるときには分割表の解析「カイ二乗検定」

- ☑ カイ二乗検定の方法を理解しよう。
- ☑ どのような場合にカイ二乗検定が使えるのか、押さえよう。

### 薬で症状が「改善するかどうか」を調べたい

　薬剤Aと薬剤Bで関節リウマチの改善効果を比較する臨床研究を実施しました。この研究では、200名の被験者をランダムに薬剤AかBに割り付け、割り付けられた薬剤を服薬し、研究期間中にリウマチの改善があったかなかったかを調べました。その結果、**表1**のようになりました。

表1　薬剤Aと薬剤Bのランダム化比較試験の結果

|  | 改善（人） | 非改善（人） | 合計（人） |
| --- | --- | --- | --- |
| 薬剤A | 20 | 80 | 100 |
| 薬剤B | 40 | 60 | 100 |
| 合計 | 60 | 140 | 200 |

## 質的なデータをまとめてみよう
## →分割表を作ってカイ二乗検定で調べる

**表1**のように被験者から得た"質的な"データを集計してまとめた表を**分割表**とよびます。この場合、表の大きさ（**表1**で色がついている部分）は2行2列なので、2×2分割表といいます。分割表に書かれている数字（20、40、80、60）のことを**出現頻度**や**セル度数**ということもあります。

各群の改善割合は、薬剤Aで20％（＝20/100）、薬剤Bで40％（＝40/100）でした。この改善割合だけをみると、薬剤Bのほうがよさそうです。しかし本当に薬によって改善割合に違いがあるのでしょうか。それを調べるために使うのが、カイ二乗検定です。

**仮説検定**を実施する前には、**帰無仮説**と**対立仮説**を設定することが重要です。**表1**の例の場合、帰無仮説と対立仮説は次のようになります。

帰無仮説：薬剤の種類と改善は関連がない。
対立仮説：薬剤の種類と改善は関連がある。

関連があることは、独立でないことを意味するので、しばしばこの検定を「独立性の検定」ということがあります。

## 期待頻度を求めてみる

薬剤A、薬剤Bの使用が関節リウマチの改善に関連がないと仮定したもとで、**期待頻度**というものを計算します。期待頻度は、**表2**のようになります。「薬剤の種類と改善は関連がない」という仮説ですから、薬剤AとBの改善割合が等しくなるわけです。

LINK
・仮説検定→ p.72-74　・帰無仮説→ p.73-74
・対立仮説→ p.73-74

### 表2 薬剤A、Bの帰無仮説のもとでの期待頻度

|  | 改善(人) | 非改善(人) | 合計(人) |
|---|---|---|---|
| 薬剤A | 30 | 70 | 100 |
| 薬剤B | 30 | 70 | 100 |
| 合計 | 60 | 140 | 200 |

表1のデータの頻度（分割表の各頻度）と表2の期待頻度を使って、次の式で、カイ二乗値（$\chi^2$）を計算します。

$$\chi^2 = \sum \frac{(データの頻度 - 期待頻度)^2}{期待頻度}$$

表1、2のデータを当てはめると、

$$\chi^2 = \frac{(20-30)^2}{30} + \frac{(40-30)^2}{30} + \frac{(80-70)^2}{70} + \frac{(60-70)^2}{70} = 9.52$$

となります。

$\chi^2$は、分割表の出現頻度が十分に大きい（目安として各セル度数がすべて10以上）場合には、**自由度**1の**カイ二乗分布**に従うことが知られており、$p$値を計算することができます。

表1、2の場合、$\chi^2 = 9.52$は、$p = 0.002$となり、結果として**有意水準**両側0.05で有意でした。したがって、帰無仮説が棄却され、薬剤の種類は関節リウマチの改善に関連するということになります。つまり、薬剤AとBで改善割合が異なると解釈できます。

- 自由度 → p.41-42
- 有意水準 → p.78、82

●●● 2つに分類したデータを評価する

実際に測定されたデータの頻度と期待頻度が等しい場合は、$\chi^2=0$ となります。当たり前ですが、データの頻度と期待頻度との乖離が大きければ、カイ二乗値も大きくなります。

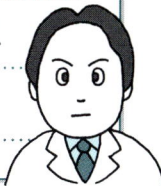

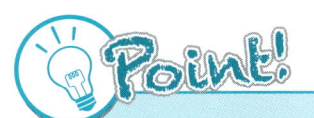

## Point!

### ❗ カイ二乗検定を使うのは ▶
名義尺度などの質的データを集約した分割表の解析をするとき。

## Column

### ▍期待頻度が5未満の場合にカイ二乗検定は使えない!?

統計ソフトウェアを使えば、簡単にカイ二乗検定を実施できますが、1点気をつけることがあります。**表1**のように被験者数が多く、各セルの頻度も大きければ問題ないのですが、各セルの期待頻度が5未満の場合にカイ二乗検定を行うと正しい結果が得られません。その場合には、**Fisherの正確確率検定**を用いるのが安全です。詳細は統計の専門書を参照してください(p.155参照)。

# Chapter 2

シチュエーション別解析・結果解釈法

# 2つに分類したデータを評価する

## 07 あるイベントが発生する確率を予測するときには「ロジスティック回帰分析」

☑ ロジスティック回帰分析が必要なデータの特性を押さえよう。

☑ 分析方法を理解しよう。

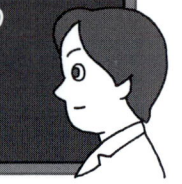

### 薬の投与量と「生死」の関係を調べたい

　ある新薬の安全性(毒性の程度)を確認するために、動物を対象に非臨床試験(動物実験)を行いました。新薬の各用量(0、10、20、50、80、130、210mg)をそれぞれ10匹(合計70匹)のラットに投与し、死亡したラットの数を記録して薬剤の用量と致死量の関係を調べました。すると**表1**のような結果が得られ、**散布図**を作成してみると**図1**のようになりました。

### ラットが半分死亡する投与量を求める　→単回帰分析！？

　図1からは、薬剤の用量が増えると毒性が増え、より多くのラットが死んでいることがわかります。

　この実験では薬剤の毒性の程度を知りたいので、投与した動物の半数が死亡する用量(Lethal Dose、50%：$LD_{50}$)を求めます。これは致死量の一種としてしばしば使われる数値です。

LINK　・散布図→ p.53-55

### 表1　非臨床試験の結果

| 用量（mg） | 死亡数（$n=10$/用量） | 死亡割合 |
|---|---|---|
| 0 | 0 | 0 |
| 10 | 0 | 0.0 |
| 20 | 1 | 0.1 |
| 50 | 3 | 0.3 |
| 80 | 6 | 0.6 |
| 130 | 8 | 0.8 |
| 210 | 10 | 1.0 |

### 図1　表1の薬剤投与量と死亡割合の関係

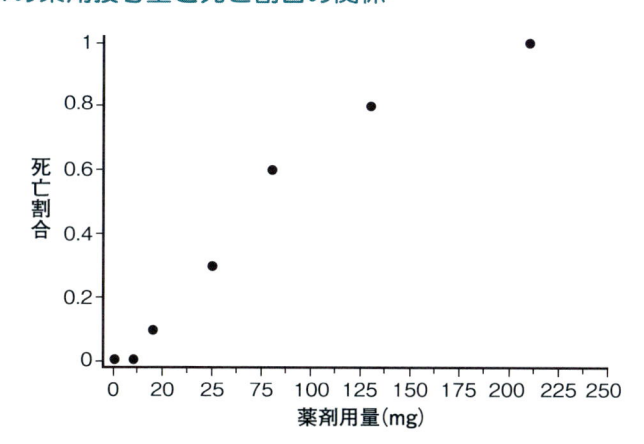

　しかし、**表1**にはちょうどラットが5匹死亡、すなわち**死亡割合**50%の用量はありません。ただ、50mgと80mgの間に存在することがわかります。ここまで勉強した読者の皆さんなら誰しもが、「変数が用量の1つだけなので、**単回帰分析**で、回帰式から直接、50%致死量を計算しよう」と思いつくのではないでしょうか。

　回帰分析を行うと、死亡割合＝0.031+0.0051×薬剤用量という回帰式が推定され、グラフにプロットすると**図2**のようになりました。また、寄与率は0.94と当てはまりがよいことがわかります。この回帰式から、50%致死量を逆算して求めると、92mgと推定されます。

LINK
・死亡割合→ p.64-66
・単回帰分析→ p.103

### 図2　図1に単回帰式を当てはめた結果

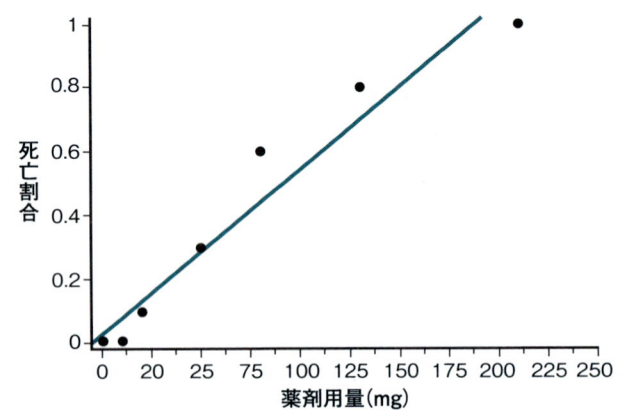

## ちょっと待って！　回帰分析できないデータに注意

　これにて一件落着と思われるかもしれませんが、これは正しくありません。

　例えば前述した回帰式を使って1,000mg薬剤を投与した場合の死亡割合を計算すると、5.13となります。死亡割合は0〜1の範囲内におさまる値のはずなのに、回帰式を使うとこの範囲を超えた値（1より大きい値）が出てくるのはおかしいと理解できるでしょう。

　したがって、このようなデータ🇶 に対して回帰分析を適用することは妥当ではありません。ではどうすればよいのでしょうか？

## ロジスティック回帰分析で万事解決！

　回帰分析が使えないデータの場合、死亡割合$p$に次のような細工をします。

$$z = \log \frac{p}{1-p}$$

このような細工をすることで$z$は$-\infty \sim +\infty$の範囲を取ることができ、この細工をロジット変換といいます。この変換したロジット$z$を目的変数にした回帰分析を**ロジスティック回帰分析**といい、次の式で示すことができます。

$$\log \frac{p}{1-p} = \alpha + \beta x + \varepsilon$$

ちなみに、$\frac{p}{1-p}$は**オッズ**を表しているので、オッズの対数を取った対数オッズをモデル化していることになります。

図2の例にロジスティック回帰分析を適用すると、表2のような結果が得られました。

**表2　表1のデータにロジスティック回帰分析を行った結果**

| パラメータ | 推定値 | 標準誤差 | $p$値 |
|---|---|---|---|
| 切片（$\alpha$） | -3.236 | 0.726 | <0.00001 |
| 薬剤用量（$\beta$） | 0.0408 | 0.009 | <0.00001 |

$\log \frac{p}{1-p} = -3.24 + 0.041x$というロジスティック回帰式が得られます。この式から、$p=0.5$となる$x$を求めると、50％致死量が79mgと求められます。また、先の式を$p$について解くと、

$$p = \frac{\exp(-3.24+0.041x)}{1+\exp(-3.24+0.041x)}$$

・オッズ→ p.69-71

となります。死亡割合$p$は薬剤用量の関数です。任意の用量に対して、死亡割合を推定することができます。これをグラフにプロットすると**図3**のようになります。**図3**の曲線を**ロジスティック曲線**といいます。

#### 図3 ロジスティック曲線の当てはめ

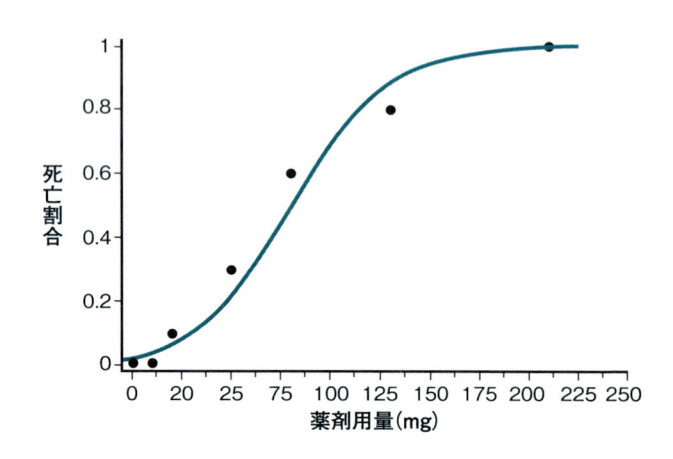

## ロジスティック回帰分析のよいところ

また、ロジスティック回帰分析の最大の長所は、推定された回帰係数を指数変換するとオッズ比として解釈できることです。**表1**の例では、$\beta$の指数をとると、$\exp(\beta) = \exp(0.0408) = 1.042$となります。これは薬剤の投与量を1mg増やしたときのオッズの増分に値します。

したがって、薬剤を0mgから50mgに増やしたときのオッズ比は、$\exp(50 \times 0.0408) = 7.69$となります。つまり、投与量を0mgから50mgに増やすと、死亡リスクが約7.7倍高くなると解釈することができます。また、**表2**の結果の$p$値も有意であることから、この薬剤の用量を増やすと、毒性が増えると結論づけてよいでしょう。

**LINK**
・$p$値→ p.81-83

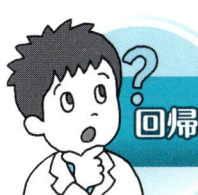

## Question
### 回帰分析できないデータはどうやって判別するの？

死亡割合のように値の取りうる範囲が0〜1と決まっているようなものには使えません。そのようなデータの特性から判別することができます。

> 重回帰分析と同様に、ロジスティック回帰分析も複数の説明変数を同時にモデルに含めることができ、多重ロジスティック回帰分析とよぶこともあります。予後因子や交絡因子をモデルに含めて、それらの影響を調整したうえで、興味ある因子の効果を推定することができます。さまざまな因子で調整をするので、推定されたオッズ比を調整オッズ比とよびます。ロジスティック回帰分析の理論的原理や詳細は、統計学の専門書を参照してください(p.155参照)。

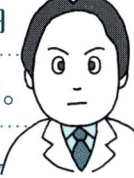

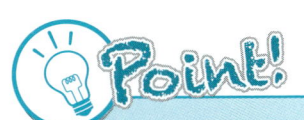

## Point!

**❗ ロジスティック回帰分析を使うのは ▶**
目的変数が2値データで回帰分析を行いたいとき。

# Chapter 2

シチュエーション別解析・結果解釈法

# イベント発生までの時間を評価する

## 08 ある時点までの生存時間をみるときには「Kaplan – Meier法」

- ☐ どのようなときに生存時間解析をするのか、理解しよう。
- ☐ Kaplan-Meier法と結果から把握できることを理解しよう。

### ▌抗がん剤で生存期間に差があるか知りたい！

　ある消化器がんに対する、新規抗がん剤STAR-1と標準治療薬AU-5の延命効果を比較するため、全生存期間を主要評価項目としてランダム比較試験を実施しました。その結果、**表1**のような結果が得られたとします。

### ▌得られたデータから生存割合を計算してみよう！
### →Kaplan–Meier法

　**表1**から、20名の被験者がランダムに新治療群と標準治療群に割り付けられ、標準治療群の被験者A1は6カ月目に死亡、A2は12カ月目に死亡、A3は15カ月目に生存確認したが地元の病院へ転院して追跡不能、A4は18カ月目に死亡、というデータが観測されたことがわかります。このデータから標準治療群の生存率を計算してみましょう。

## 表1　2つの抗がん剤のランダム比較試験の結果

| AU-5 治療群（標準治療） | | | STAR-1 治療群（新治療） | | |
|---|---|---|---|---|---|
| 被験者ID | 生存期間（月） | 状 態 | 被験者ID | 生存期間（月） | 状 態 |
| A1 | 6 | 死亡 | S1 | 19 | 死亡 |
| A2 | 12 | 死亡 | S2 | 23 | 生存 |
| A3 | 15 | 転院（生存） | S3 | 23 | 死亡 |
| A4 | 18 | 死亡 | S4 | 28 | 死亡 |
| A5 | 22 | 死亡 | S5 | 33 | 死亡 |
| A6 | 26 | 生存 | S6 | 38 | 生存 |
| A7 | 33 | 死亡 | S7 | 41 | 死亡 |
| A8 | 37 | 死亡 | S8 | 44 | 死亡 |
| A9 | 37 | 死亡 | S9 | 45 | 生存 |
| A10 | 40 | 死亡 | S10 | 58 | 死亡 |

　標準治療群における治療後6カ月の生存割合は、10人中1人の被験者が亡くなっているので、$\frac{(10-1)}{10}=0.9$、12カ月後は9名が対象になるので、6〜12カ月間の生存割合は、$\frac{(9-1)}{9}=0.89$、1年後の生存割合は、$\frac{(10-1)}{10}\times\frac{(9-1)}{9}=\frac{8}{10}=0.8$となります。

　これは、6カ月時点の生存割合と、6カ月時点で生存していた被験者が12カ月時点で生存し続ける割合の積になっており、1年時点の累積生存割合を示しています。

　18カ月の生存割合も同様に計算していけばよいのですが、1つ気をつけることがあります。A3の被験者は15カ月目で転院してしまい、その後の状態が不明になっています。つまり、打ち切りが生じています。

## 打ち切りがある場合の計算方法に注意！

打ち切りが生じた場合、計算方法が少し異なるので注意が必要です。18カ月時点の対象となる被験者は8例ですが、A3は打ち切りになっているため除外するので7例中6例が生存しているとし、18カ月生存割合は、$\frac{(10-1)}{10} \times \frac{(9-1)}{9} \times \frac{6}{7} = \frac{48}{70} = 0.685$ となります。同様に、すべての観察時点について累積生存割合を求めていくと**表2**のようになります。

### 表2　表1から求めた累積生存割合

| 被験者ID | リスク集団の人数 | 死亡数 | 打ち切り数 | 各時点での生存割合 | 累積生存割合 |
|---|---|---|---|---|---|
| 0 | 10 | 0 | 0 | 10/10=1.0 | 1.0 |
| 6 | 10 | 1 | 0 | 9/10=0.9 | 1.0×9/10=0.9 |
| 12 | 9 | 1 | 0 | 8/9 | 0.9×8/9=0.8 |
| 15 | 8 | 0 | 1 | 8/8 | 0.8×8/8=0.8 |
| 18 | 7 | 1 | 0 | 6/7 | 0.8×6/7=0.685 |
| 22 | 6 | 1 | 0 | 5/6 | 0.685×5/6=0.571 |
| 26 | 5 | 0 | 1 | 5/5 | 0.571×5/5=0.571 |
| 33 | 4 | 1 | 0 | 3/4 | 0.571×3/4=0.428 |
| 37 | 3 | 2 | 0 | 1/3 | 0.428×1/3=0.142 |
| 40 | 1 | 1 | 0 | 0/1 | 0.142×0/1=0.0 |

## 求めた生存割合の結果を図示してみよう！
　→ Kaplan–Meierプロット

**表2**の計算結果をもとに横軸に時間、縦軸に累積生存割合をプロットしたものが**図1**になります。この**生存曲線**をプロットしたものを**Kaplan–Meierプロット**とよびます。死亡が観測されない限り生存割合は不変なので、生存曲線は階段状のグラフになります。

### 図1　表2をもとに作成したKaplan–Meierプロット

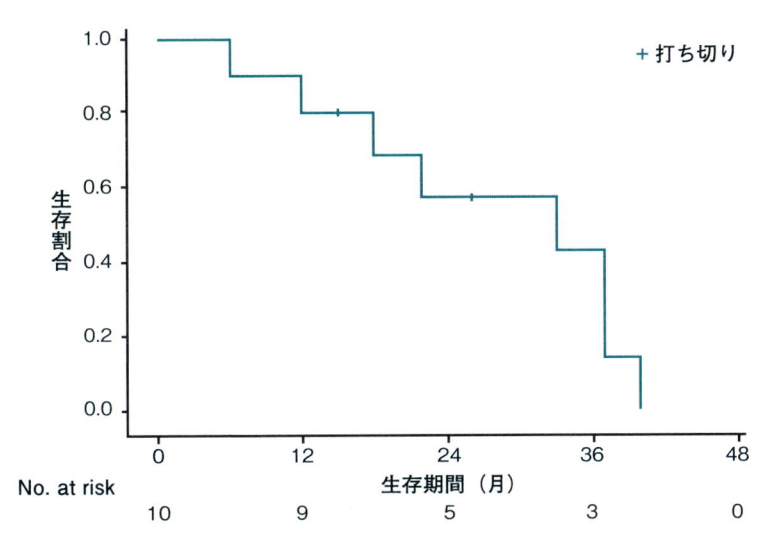

（生存期間（月）に対する生存割合のKaplan–Meierプロット。＋は打ち切りを示す。No. at risk：0ヵ月 10、12ヵ月 9、24ヵ月 5、36ヵ月 3、48ヵ月 0）

　また、グラフのひげ「｜」は、打ち切りを示しています。生存曲線の図の下にリスク例として、その時点の計算の対象となった症例数（No. at risk）を明記することを求める医学論文もあるので、示しておくほうが無難でしょう。

## 生存曲線からわかることって？

　生存曲線からはさまざまな情報を得ることができます。
　図1では、3年生存割合は横軸の36ヵ月から縦軸の値を読めば約15％、生存時間中央値（50％生存時間）は縦軸の0.5から横軸の値を読めば約33ヵ月ということがわかります。
　生存曲線をみるときの注意点としては、時間軸の右にいくほど追跡対象（リスクセット）の症例数が減少し推定精度が落ちるので、信頼性が乏しくなるということです。また、打ち切りの数が多いデータや死亡数が少ないのにリスクセットの数が減少している場合も信頼性が乏しくなるので注意が必要です。

シチュエーション別解析・結果解釈法

　生存時間解析には三種の神器といわれる3つの重要な手法があります。

　その1つ目がKaplan–Meier法であり、生存割合は多くの場合Kaplan–Meier法を用いて計算されます。

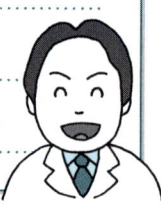

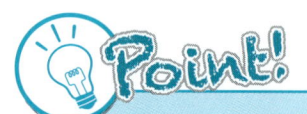

## Point!

- **Kaplan–Meier法を使うのは▶**
  生存割合を推定したいとき。
- **生存曲線とは▶**
  Kaplan–Meier法で推定した生存割合を図示したもの。

## Column

### 生存時間解析が開発されたワケ

　臨床医学研究では、生命予後に影響するリスク因子を評価する際に、time-to-event型の評価項目を用いることがあります。この評価項目は、ある開始時点からある目的とするイベントが発生するまでの時間を測定したものです。

　例えば、ランダム化比較試験により、新規治療と標準治療で生命予後の違いを比較したいとすると、試験に登録し

た日を起点日とし、原因を問わない死亡までの生存時間を評価することになります。

　また、新規治療と標準治療の効果(死亡リスク)の違いを評価する際に、生存割合を比較することもあります。研究終了時点(例えば5年後)に、追跡された被験者の生存割合を求めて、5年生存割合を比較する方法があります。がんの領域などでは5年生存率とよばれ、がんと診断されて、治療などを受けて5年後にどれくらい生存しているかを示す指標としてよく用いられます。すべての被験者が治療開始から5年経過し、転院や脱落等がなくきちんとフォローアップできていれば、5年生存率という指標は信頼できる指標です。しかし、この指標は、5年経過していない被験者が多数存在する場合や転院などの脱落が多い場合に不確実な指標となります。

　臨床研究では、いっせいに被験者がリクルートされ、すべての被験者が同じ日に組み入れられることはありません。研究参加の同意が取られた被験者が順次、割り付けられ、フォローアップされます。死亡などのイベントが起こるまでフォローアップできればよいのですが、時間と費用の制限により、事前に登録期間とフォローアップ期間を定めるのが一般的です。そのため、一生懸命フォローアップしても、試験途中で転院などの脱落や、研究終了時に生存していたが、その後の生存期間は不明という「打ち切り(censoring)」が生じることが多くあります。生存時間解析は、このような打ち切りが生じるデータを適切に解析するために開発された手法なのです。

# Chapter 2 シチュエーション別解析・結果解釈法
## イベント発生までの時間を評価する

### 09 生存曲線の比較をするときには「log-rank 検定と一般化 Wilcoxon 検定」

☐ log-rank 検定とは何か、理解しよう。
☐ 一般化 Wilcoxon 検定との使い分けを押さえよう。

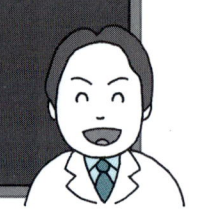

#### 2つの生存曲線を比較してみる

　ある消化器がんに対する新規抗がん剤 STAR-1 と標準治療 AU-5 の延命効果を比較するために、p.123の**表1**のデータに対して、Kaplan–Meier 法を使って2つの治療法の**生存曲線**を描くと、**図1**のようになりました。

#### 図1　STAR-1とAU-5の生存曲線

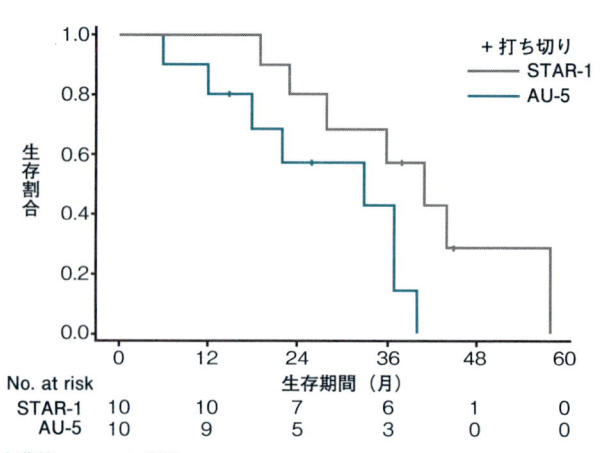

| No. at risk | 0 | 12 | 24 | 36 | 48 | 60 |
|---|---|---|---|---|---|---|
| STAR-1 | 10 | 10 | 7 | 6 | 1 | 0 |
| AU-5 | 10 | 9 | 5 | 3 | 0 | 0 |

生存期間（月）

LINK ・**生存曲線**→ p.124-126

## STAR-1のほうがAU-5よりも生存期間を延ばす？

　図1をみると、STAR-1の生存曲線のほうがAU-5の生存曲線より常に上にあり、予後がよいことがわかります。客観的な数値で示すと、STAR-1の1年生存割合は100%、2年生存割合80%、3年生存割合57%であり、標準治療のAU-5の 1年生存割合は80%、2年生存割合57%、3年生存割合43%です。また、STAR-1の生存期間中央値は、41カ月、AU-5は33カ月です。

　これらの結果から、STAR-1のほうがAU-5よりも生存期間を延ばすと考えられます。この2治療間に統計学的**有意差**があるかどうかを検定し、$p$値が0.05より小さくなるかどうか、興味を持つ方が多いのではないでしょうか。

## どうやって生存曲線の有意差を調べるの？
## →log-rank検定を使おう！

　簡単な方法として、例えば3年生存割合を2群間で比較するというように、ある1時点において2治療間を比較することができます。

　例えば、3年時点で治療群ごとに死亡と生存を集計した2×2分割表を用意し、**カイ二乗検定**を行えばよいわけです。しかし、この方法では、3年時点の生存割合は異なっている（有意差がある）かはわかるかもしれませんが、全体の生存曲線が異なっているかはわかりません。検定を行う時点の選択が恣意的であるという問題もあります。

　その問題を解決するのが生存時間解析の三種の神器の2番目のlog-rank検定です。log-rank検定は、2つの生存曲線を比較し、統計学的仮説検定を行います。2つの治療群の生存曲線を比べることが主な目的であるため、**帰無仮説**と**対立仮説**は次のように設定します。

LINK
・有意差→ p.82　　・帰無仮説→ p.73-74
・カイ二乗検定→ p.113-115　　・対立仮説→ p.73-74

帰無仮説：2つの治療群の生存曲線に差がない。
対立仮説：2つの治療群の生存曲線に差がある。

## ▎log-rank検定って何者？

具体的な計算方法はここでは省きますが、log-rank検定の概念を簡単に説明します。

イベント（死亡）が起こったすべての時点で、治療群ごとに死亡と生存の2×2分割表を作ります。通常は、複数の時点でイベントが起こっているので、複数個の分割表ができます。複数の分割表をあるルールで併合するのですが、複数の分割表の価値（重み）はすべて同等と考えて、併合するのが **log-rank検定** です。log-rank検定では、すべての分割表の重みが1ということになります。

log-rank検定と同じように、生存曲線を比較する際に使用される**一般化Wilcoxon検定**では、この重みが1ではなく、重みはリスク集団の被験者数になります。つまり、試験開始に近い時点は被験者数が多いので、重みが大きくなるわけです。

## ▎一般化Wilcoxon検定とどう使い分けるの？

リスク集団の被験者数の重みに基づくと、log-rank検定は**図2左**のような、後ろの時点で大きく差が生じる生存曲線の有意差を検出しやすく、一般化Wilcoxon検定は**図2中央**のような、前半の時点で生存曲線に差が生じるものを検出しやすいということになります。

一方で、**図2右**のように生存曲線が交差してしまう場合は、どちらの検定も適していません。

・分割表→ p.112-113

### 図2　log-rank検定と一般化Wilcoxon検定の使い分け

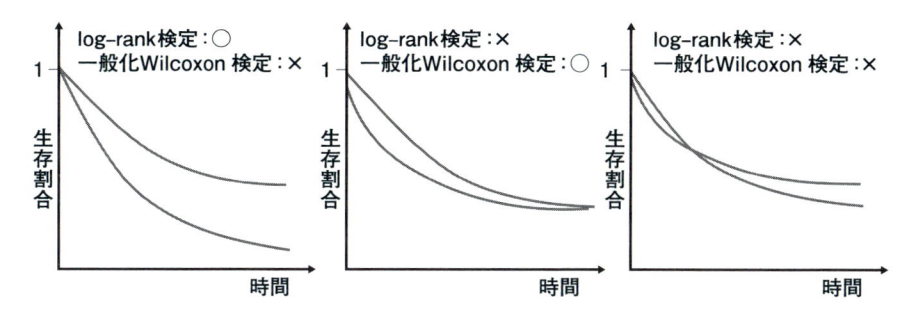

（左）log-rank検定：○　一般化Wilcoxon検定：×
（中）log-rank検定：×　一般化Wilcoxon検定：○
（右）log-rank検定：×　一般化Wilcoxon検定：×

縦軸：生存割合　横軸：時間

## 実際にlog-rank検定を使って結論を出すと…？

図1の例にもどり、この2つの治療間の生存曲線を比較してみましょう。先に立てた仮説でlog-rank検定を実施してみると、log-rank検定のカイ二乗値は4.258、$p$値は0.039となります。したがって、帰無仮説は棄却され、STAR-1の生存曲線とAU-5の生存曲線に差があると結論づけることができます。

> log-rank検定と一般化Wilcoxon検定は、
> 3群以上の生存曲線の比較にも利用できます。

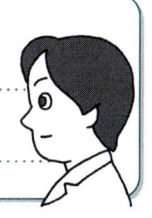

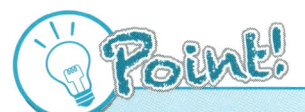

**Point!**

● log-rank検定と一般化Wilcoxon検定を使うのは▶
2群以上の生存関数を比較するとき。

# Chapter 2 シチュエーション別解析・結果解釈法
# イベント発生までの時間を評価する

## ⑩ ハザード比を推定するときには「Cox回帰分析」

☐ どういうときにCox回帰分析を使うのか、知っておこう。
☐ ハザード比について正しく理解しよう。

### ▍データに偏りがあるときの生存時間解析はどうする？

　ある消化器がんに対するSTAR-1とAU-5の延命効果を比較するため、ランダム化比較試験を実施しました。試験が終了し、データをみると（**表1**）、予後に影響を与える因子（遠隔転移）に偏りが生じていることがわかりました。AU-5治療群で遠隔転移が"有"の被験者が多く、STAR-1治療群で遠隔転移"無"の被験者が多くなっています。

### ▍Cox回帰分析を使おう！

　単純なランダム割り付け（完全ランダム化といいます）を行った小規模な臨床研究では、偶然このような偏りが生じることがあります。試験が終わってから割り付けをやり直すことはできませんので、このような予後因子の影響を考慮した統計解析が必要になります。

### 表1　2つの抗がん剤の遠隔転移の結果

| AU-5 治療群（標準治療） | | | | STAR-1 治療群（新治療） | | | |
|---|---|---|---|---|---|---|---|
| 被験者ID | 生存期間（月） | 状態 | 遠隔転移 | 被験者ID | 生存期間（月） | 状態 | 遠隔転移 |
| A1 | 6 | 死亡 | 有 | S1 | 19 | 死亡 | 有 |
| A2 | 12 | 死亡 | 有 | S2 | 23 | 生存 | 無 |
| A3 | 15 | 転院（生存） | 有 | S3 | 23 | 死亡 | 有 |
| A4 | 18 | 死亡 | 有 | S4 | 28 | 死亡 | 無 |
| A5 | 22 | 死亡 | 有 | S5 | 33 | 死亡 | 無 |
| A6 | 26 | 生存 | 無 | S6 | 38 | 生存 | 無 |
| A7 | 33 | 死亡 | 有 | S7 | 41 | 死亡 | 無 |
| A8 | 37 | 死亡 | 有 | S8 | 44 | 死亡 | 有 |
| A9 | 37 | 死亡 | 無 | S9 | 45 | 生存 | 無 |
| A10 | 40 | 死亡 | 無 | S10 | 58 | 死亡 | 無 |

　Kaplan-Meier法やlog-rank検定は単変量解析の手法なので、予後因子や**交絡因子**などのさまざまな影響を考慮した解析ができません（予後因子を調整したKaplan-Meier法や層別log-rank検定というものありますが、ここでは割愛します）。

　そのような問題を解決するのが、生存時間解析の三種の神器の3番目のCox回帰分析です。**Cox回帰分析**は、予後因子などの影響を調整したうえで、興味ある比較群に違いがあるかどうかを評価することができます。**比例ハザードモデルによる多変量解析**とよばれることもあります。

LINK
・Kaplan-Meier法→ p.122-126　・交絡因子→ p.14
・log-rank検定→ p.129-131

シチュエーション別解析・結果解釈法

## ハザード比って何？

　Cox回帰分析では、2群の生存状況を比較する際に、各群のハザードの比を要約指標としてモデル化したものです。**ハザード**とは、ある一定の観察期間内にどのくらいイベントが発生するかを示す指標で、危険性の程度を示します（車の速度のようなものとイメージするとわかりやすいかもしれません。バイオハザードとかウォーターハザードのハザードです）。例えばイベントが死亡であれば、ハザードは瞬間死亡率になります。

　各群でハザードを求め、2つの群のハザードの比をハザード比と定義します（再発などの死亡以外のイベントの場合も同様）。

　ハザード比は、「ある瞬間において、ある群を基準として（通常はコントロール群）もう一方の群（試験群）は死亡率が何倍高いか」を示します。ハザード比が1より大きいと死亡などのリスクが対照群に比べて高く、1より小さいとイベントを抑制するためリスクが小さいことを意味します。

## やっぱり遠隔転移の有無が予後を左右していた！

　**表1**の例で治療群と遠隔転移の有無のそれぞれについて、単変量解析をCox回帰分析で実施すると、ハザード比と**95%信頼区間**は**表2**のようになりました。

表2　表1のデータに対するCox回帰分析をした結果

| STAR-1 治療群（新治療） | ハザード比 | 95%信頼区間 | $p$値 |
|---|---|---|---|
| 治療群　　STAR-1 vs. AU-5 | 0.31 | 0.080 – 0.984 | 0.043 |
| 遠隔転移　有 vs. 無 | 3.93 | 1.34 – 12.9 | 0.010 |

LINK ・95%信頼区間 → p.61-63

単変量解析の結果、治療群のハザード比は0.31となり、STAR-1治療群は、AU-5治療群よりも約70%死亡率が低くなることを意味します。一方で、遠隔転移のハザード比は3.93ですので、遠隔転移があると、ない被験者に比べて、死亡率が約4倍高くなることから、遠隔転移の有無が予後に影響を与えることがわかります。

## ▎ Cox回帰分析を実際に使ってみると…?

この臨床研究では、STAR-1群に遠隔転移のない被験者が多く、AU-5群に遠隔転移のある被験者が多く割り付けられました。遠隔転移の有無が、治療効果にも影響を与えることから交絡因子になりうるため、遠隔転移の有無の影響を考慮したうえで、2つの治療群を比較します。

具体的には、治療群と遠隔転移の有無の2つの説明変数をCox回帰モデルに同時に含めて解析をすると、**表3**のような結果が得られます。

### 表3 表1のデータに対する多変量Cox回帰分析の結果

| 変数 | | ハザード比 | 95%信頼区間 | $p$値 |
| --- | --- | --- | --- | --- |
| 治療群 | STAR-1 vs. AU-5 | 0.40 | 0.40 – 1.41 | 0.15 |
| 遠隔転移 | 有 vs. 無 | 3.30 | 1.05 – 10.4 | 0.041 |

遠隔転移の影響を考慮することで、治療群のハザード比は0.40になり、単変量解析のハザード比よりもわずかに大きくなりました。単変量解析では**有意差**がありましたが、多変量解析では有意差がないことがわかります。

このように、Cox回帰分析を利用することで、交絡因子などの影響を考慮したうえで、治療群間の違いをハザード比として推定することができます。

LINK ・有意差 → p.82

## Cox回帰分析も万能ではない！？

　最近、生存時間を評価する医学研究において、Cox回帰分析は頻用されています。しかし、すべてのデータにCox回帰分析が適用できる訳ではありません。このモデルは、別名にもあるように、どの時点でもハザード比が一定である（比例ハザード性）仮定が必要です。この比例ハザード性が成立すれば、時間によらない1つのパラメータ量（ハザード比）で群間差を要約することができます。

　しかし、**生存曲線**の形が明らかに異なり、ハザード比が各時点で異なるような状況では、Cox回帰分析を適応することは原則的にできません（**図1**）。Cox回帰分析の結果が正しい解釈を与えるためには、この前提条件が成り立つか確認することが重要です。

### 図1　Cox回帰分析の前提

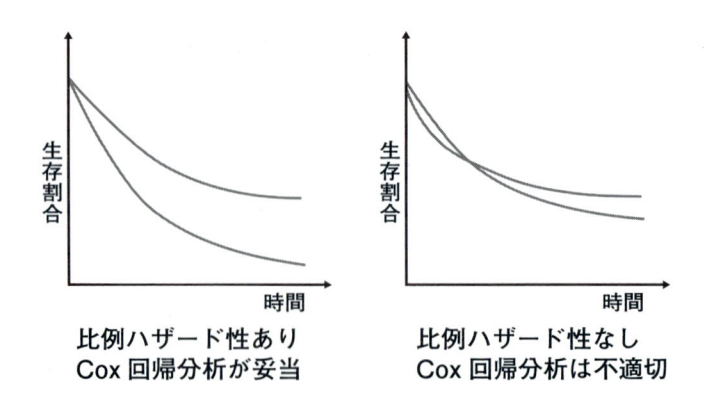

比例ハザード性あり
Cox回帰分析が妥当

比例ハザード性なし
Cox回帰分析は不適切

・**生存曲線**→ p.124-126

目的変数が生存時間のようなtime-to-eventデータの場合、Cox回帰分析は予後因子や交絡因子をモデルに含めて、それらの影響を調整したうえで、興味ある因子の効果を推定することができます。さまざまな因子で調整しているので、推定されたハザード比を調整ハザード比とよびます。ロジスティック回帰分析ではオッズをモデル化していますが、Cox回帰分析ではハザードをモデル化しています。

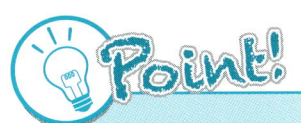

## Point!

**❗Cox回帰分析を使うのは▶**
目的変数が打ち切りを伴うイベント発現データを回帰分析したいとき。

# 第3章

# 腕試し！
# ―実際に論文を読んでみよう―

# Chapter 3 腕試し！ −実際に論文を読んでみよう−

## ① 連続データの解析

### まずは研究内容をチェックしよう！

**取り上げる論文はコレだ！**
「砂糖入り飲料と青年期体重に関する無作為化試験†」

**詳しくは**
† Ebbeling CB, et al : A Randomized Trial of Sugar-Sweetened Beverages and Adolescent Body Weight. N Engl J Med 367：1407-1416, 2012.

#### どんな試験？
日常的に砂糖入り飲料を摂取している過体重・肥満（BMI≧30）の青年224人を、実験群と対照群（下記参照）とのいずれかに無作為に割り付けて、2年間追跡。
実験群：砂糖入り飲料の摂取を減少させるように計画されたプログラムに基づき、1年間の介入を受け、その後1年間は介入を受けずに追跡調査。
対照群：介入なしで、2年間の追跡調査。

#### 試験の目的は何？
試験開始2年後のBMIの変化量（試験開始2年後のBMI−開始時のBMI）、摂取した飲料の情報や体重、身長の評価。

#### 何で評価するか？
試験開始2年後のBMIの変化量を実験群と対照群で比較。

#### データをどうやって解析するの？
・試験開始時の背景情報、食事飲料摂取量、肥満関係の評価変数
　→**量的データ**はStudentの$t$検定で、**質的データ**はFisherの正確検定で群間比較。
・BMIの変化量・その他の身体測定項目（体重と身長）
　→体重に影響を与える試験開始時の共変量で調整したうえで、**共分散分析**で群間比較。
・食事飲料摂取量・肥満関係の評価変数
　→共変量で調整せずに、**共分散分析**で群間比較。

**LINK**
・量的データ→ p.23-26　・質的データ→ p.23-26
・共分散分析→ p.99

①連続データの解析

## 結果をどう読む？ → 統計的にみてみよう！

● 試験開始時の背景情報を解析！

表1には、被験者の背景情報が示されています。

### 表1 被験者の背景

| 変　数 | 実験群<br>$n=110$ | 対照群<br>$n=114$ | $p$値 |
|---|---|---|---|
| 性別、$n$(%) | | | |
| 男 | 58 (53) | 66 (58) | 0.50 |
| 女 | 52 (47) | 48 (42) | |
| 人種、$n$(%) | | | |
| ヒスパニック | 27 (25) | 19 (17) | 0.19 |
| 非ヒスパニック | 83 (75) | 95 (83) | |
| 年齢（歳） | 15.3±0.7 | 15.2±0.7 | 0.50 |
| 体重（kg） | 85.2±16.8 | 86.1±17.0 | 0.70 |

Check Point 2

Check Point 1

### Check Point

❶ 年齢と体重は量的データで、おおむね左右対称に分布すると考えて、**平均±標準偏差**を使って要約されています。実験群と対照群の平均値が、**Studentの$t$検定**によって比較されています。年齢における**$p$値**が0.50、体重では$p$値が0.70ですので、統計的に差があるということはいえません。

LINK
・平均→ p.32-35　・標準偏差→ p.37-40
・Studentの$t$検定→ p.90-93　・$p$値→ p.81-83

❷ 性別と人種は質的データですので、人数（その割合、%）で要約されています。実験群と対照群での割合は、Fisherの正確検定で比較されています。性別の$p$値が0.50、人種の$p$値が0.19で、ともに統計的に差があるとはいえないという結果です。

　要約統計量からもわかるとおり、4つの項目の背景情報に関しては、両群間で、大差がないため、**ランダム化**がうまく行われていたことがわかります。

● 試験開始時の背景情報を解析！
　次に、**表2**をみてみましょう。食事飲料摂取量に関する結果が示されています。

### 表2　食事飲料摂取量に関する結果

| 砂糖入り飲料摂取量<br>（本数/1日） | | 実験群 | 対照群 | 群間の差 |
|---|---|---|---|---|
| 測定値<br>（非調整） | 開始時 | 1.7±0.9 | 1.7±1.1 | ― |
| | 1年後 | 0.2±0.4 | 0.9±1.1 | ― |
| | 2年後 | 0.4±0.5 | 0.8±0.8 | ― |
| 開始時からの<br>変化量 | 1年後 | −1.5±0.1 | −0.8±0.1 | −0.7±0.1 |
| | $p$値 | <0.001¶ | <0.001¶ | <0.001† |
| | 2年後 | −1.3±0.1 | −0.9±0.1 | −0.4±0.1 |
| | $p$値 | <0.001¶ | <0.001¶ | 0.005† |

LINK ・ランダム化→ p.17

## Check Point

❸ 開始時からの変化量は、平均±標準誤差で要約されています。

❹ ¶ は、「砂糖入り飲料摂取量における開始時からの変化量の平均が0である」という**帰無仮説**に対する検定結果です。**1標本$t$検定**による$p$値が示されています。

❺ † は、「砂糖入り飲料摂取量における開始時からの変化量の平均が群間で等しい」という帰無仮説に対する検定結果で、対応のないStudentの$t$検定の$p$値です。

開始時の砂糖入り飲料摂取量は、実験群と対照群でほぼ同じでした。

試験開始1年後、2年後の砂糖入り飲料摂取量の測定値および開始時からの変化量の結果をみると、実験群、対照群ともに開始時より減っています。

**表2**にある4つの¶の$p$値はすべて0.05未満ですので、どちらの群でも、1年後、2年後の砂糖入り飲料摂取量の平均は、統計的に低下しているといえます。

次に、砂糖入り飲料摂取量の変化に違いがあるか比較した結果をみてみましょう。

**表2**からわかるとおり、対照群に比べて実験群のほうが、砂糖入り飲料摂取量が減っています。1年後には0.7本、2年後には0.4本減っています。

- 帰無仮説 → p.73-74
- 1標本$t$検定 → p.86-89

腕試し！ －実際に論文を読んでみよう－

　Studentの$t$検定の結果（†部分）、1年後では、$p<0.001$、2年後では、$p=0.005$で、ともに$p$値が0.05未満ですので、実験群のほうが、砂糖入り飲料摂取量の平均を、統計的に有意に減らしていることになります。

● 試験開始2年後のBMIの変化を解析！

　最後に、主要評価項目の「試験開始2年後のBMIの変化」（**表3**）をみてみましょう。

### 表3　試験開始2年後のBMIの変化

| BMI (kg/m$^2$) | 開始時の測定値 | 2年後の測定値 | 2年後の変化量 | |
|---|---|---|---|---|
| | 平均±標準偏差 | 平均±標準偏差 | 平均±標準誤差 | $p$値 |
| 実験群 | 30.36±5.24 | 31.10±5.94 | 0.71±0.28 | 0.01 ¶ |
| 対照群 | 30.05±4.66 | 31.03±5.51 | 1.00±0.28 | <0.001 ¶ |
| 群間の差 | ― | ― | −0.30±0.40 | 0.46 † |

**Check Point**

❻ 2年後の変化量の平均±標準誤差は、共分散分析を使って得られた結果です。具体的には、性別、人種、親の収入や教育、開始時のBMIなどで調整されたBMIの平均（つまり、**調整平均** ❹）とその標準誤差です。

開始時のBMIは、実験群と対照群でほぼ同じでした。2年後では、どちらの群も、BMIが少し増えています。実験群では0.71増加しており、$p = 0.01$なので、統計的に有意に増加していることがわかります。対照群では1.00増加、$p < 0.001$なので、こちらも統計的に有意に増加しています。

● 結　論
2年後におけるBMI変化量の群間の差は 0.30 ± 0.40で、実験群のほうが、BMI増加量は小さいが、有意な差があるというほどではない！

## 調整平均って何？

　実験群と対照群では、少なからず背景因子に違いがあります。**表1**からわかるとおり、実験群のほうが対照群より男性の割合がわずかに小さく、年齢がわずかに高いことがわかります。この違いは大きくありませんが、ゼロではありません。両群間で、男女比や年齢が完全に等しくなるように調整したうえで、2年後のBMIの変化量の平均を計算します。それが**調整平均**ということです。

　例えば、性別で調整した場合は、男女比が両群間で完全に等しいとみなしたBMI変化量の調整平均を算出し、それを群間で比較することになります。

　また、性別と年齢で調整した場合は、男女比と年齢が、両群間で完全に等しいとみなした調整平均を算出し、それを群間で比較します。

# Chapter 3

腕試し！ −実際に論文を読んでみよう−

## ②2値データの解析

## まずは研究内容をチェックしよう！

### 取り上げる論文はコレだ！
「妊娠中のニコチン代替療法パッチの無作為化試験†」

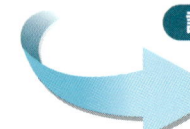

**詳しくは**
† Coleman T, et al : A Randomized Trial of Nicotine-Replacement Therapy Patches in Pregnancy. N Engl J Med 366: 808-818, 2012.

### どんな試験？
イギリスの7施設で、年齢16〜50歳、妊娠12〜24週、1日の喫煙本数が5本以上である被験者を募集。
被験者は、禁煙支援指導を受けた後、ニコチンパッチ（15mg/16時間）で8週間治療する群（ニコチン群）と、プラセボパッチで治療する群（プラセボ群）、のいずれかに**ランダムに割り付け**られた。

⌄

### 試験の目的は何？
禁煙開始日から出産までの禁煙状態（禁煙成功 or 失敗の2値データ）を呼気中の一酸化炭素の測定によって確認。

⌄

### 何で評価するか？
妊婦の禁煙状態をニコチン群とプラセボ群で比較。

⌄

### データをどうやって解析するの？
出産前までの禁煙の割合を、施設を調整した**ロジスティック回帰分析**によって、ニコチン群とプラセボ群で比較。

**LINK**
・ランダムに割り付け→ p.17
・ロジスティック回帰分析→ p.116-121

## 結果をどう読む？ → 統計的にみてみよう！

表1には、被験者の背景情報が示されています。

### 表1　被験者の背景

| 変　数 | ニコチン群 | プラセボ群 | |
|---|---|---|---|
|  | $n=521$ | $n=529$ | Check Point ❶ |
| 年齢（歳） | 26.4±6.2 | 26.2±6.1 | |
| 妊娠前の喫煙本数 |  |  | Check Point ❷ |
| 中央値 | 20 | 20 | |
| IQR | 15-20 | 15-20 | |

### Check Point

❶ 年齢は、**平均±標準偏差**を使って要約されています。

❷ 一方、妊娠前の喫煙本数は、**四分位点**を使ってまとめられています。
IQRとは、interquartile rangeの略で、観測値の中央50%の範囲を表しており、第1四分位点と第3四分位点を示します。

LINK
・平均→ p.32-35　・四分位点→ p.52-53
・標準偏差→ p.37-40

腕試し！ －実際に論文を読んでみよう－

次に、**表2**に示されている主な結果をみてみましょう。

表2　禁煙状態の主な結果

| 主要評価項目 | ニコチン群 $n=521$ | プラセボ群 $n=529$ | オッズ比 95%信頼区間 |
|---|---|---|---|
| 出産までの禁煙の有無、$n$(%) （呼気中一酸化炭素により確認） | 49(9.4) | 40(7.6) | 1.27 (0.82–1.96) |

Check Point ❸

**表2**によると、ニコチン群の禁煙割合は9.4%、プラセボ群は7.6%です。この禁煙割合を2つの群で比較したところ、ニコチン群のほうが禁煙に成功しているようです。

## Check Point

❸ しかしよくみると、**オッズ比**は1.27、その**95%信頼区間**は0.82–1.96ということになり、信頼区間が1を含んでいます。

● 結　論
統計的に有意な差がなく、両群間で禁煙割合に差があるとはいえない！

LINK
・オッズ比→ p.69-71
・95%信頼区間→ p.61-63

**Memo**

# Chapter 3 腕試し！ −実際に論文を読んでみよう−
## ③ 生存時間データの解析

## まずは研究内容をチェックしよう！

### 取り上げる論文はコレだ！
「進行副腎皮質がんに対する併用化学療法†」

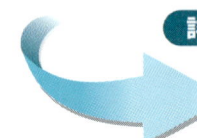

詳しくは

† Fassnacht M, et al : Combination Chemotherapy in Advanced Adrenocortical Carcinoma.
N Engl J Med 366 : 2189-2197, 2012.

### どんな試験？
進行副腎皮質がん患者304例を、次の2つの治療群のいずれかにランダムに割り付け、それぞれを第一選択治療として定義。
① エトポシド＋ミトタン群（EDP-M群）：ミトタンに加え、4週ごとにエトポシド（2〜4日目に100mg/m²体表面積）、ドキソルビシン（1日目に40mg/m²）、シスプラチン（3、4日目に40g/m²）を併用
② ストレプトゾシン＋ミトタン群（Sz-M群）：ミトタンに加え、3週ごとにストレプトゾシン（第1サイクルの1〜5日目に1g、第2サイクル以降は1日目に2g）を併用

### 試験の目的は何？
全生存期間（死亡するまでの時間）、無増悪生存期間（がんの進行もしくは死亡までの時間）の評価。

> 無増悪生存期間に関しては、がんの進行もしくは死亡を観測対象の「イベント」といい、全生存期間に関しては、死亡を「イベント」といいます。転院や脱落、試験終了時点で生存している被験者は打ち切りにします。これらのイベントまでの時間を、総じて、生存時間ということがあります。

### 何で評価するか？
EDP-M群とSz-M群で比較。

### データをどうやって解析するの？
全生存期間・無増悪生存期間をKaplan-Meier法で解析→log-rank検定で群間比較＋Cox比例ハザードモデルでハザード比を推定。

**LINK**
- Kaplan-Meier法 → p.122-126
- log-rank検定 → p.129-131
- Cox比例ハザードモデル → p.132-137
- ハザード比 → p.134

③生存時間データの解析

## 結果をどう読む？　→統計的にみてみよう！

### ● 無増悪生存期間を解析！
図1をみてください。

#### 図1　無増悪生存期間

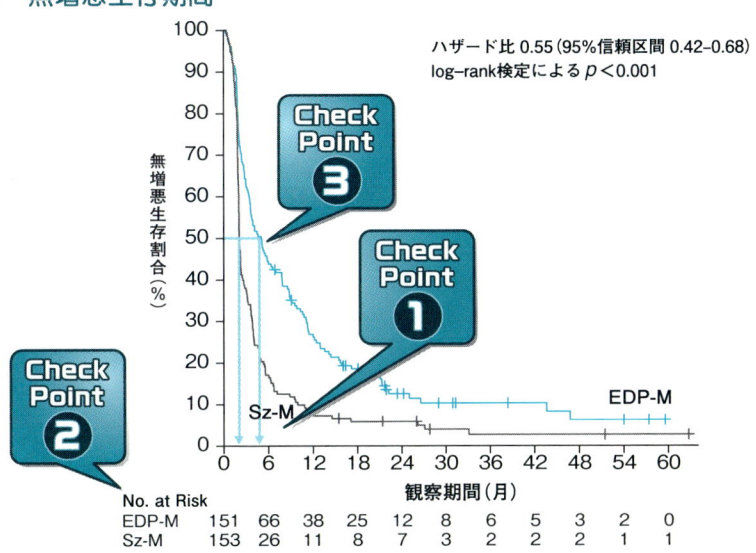

ハザード比 0.55（95%信頼区間 0.42–0.68）
log–rank検定による $p<0.001$

縦軸：無増悪生存割合（%）
横軸：観察期間（月）

Check Point 3
Check Point 1
Check Point 2

Sz-M
EDP-M

No. at Risk
| | 0 | 6 | 12 | 18 | 24 | 30 | 36 | 42 | 48 | 54 | 60 |
|---|---|---|---|---|---|---|---|---|---|---|---|
| EDP-M | 151 | 66 | 38 | 25 | 12 | 8 | 6 | 5 | 3 | 2 | 0 |
| Sz-M | 153 | 26 | 11 | 8 | 7 | 3 | 2 | 2 | 1 | 1 | |

### Check Point

**❶** 第一選択治療では、EDP‑M群151人の無増悪生存期間**中央値**が5.0カ月（**95%信頼区間** 3.5–6.9）、Sz‑M群153人では、2.1カ月（95%信頼区間 2.04–2.33）でした。無増悪生存期間中央値は、**Kaplan–Meier プロット**から推定することができます。EDP‑M群、Sz‑M群、それぞれの無増悪生存期間が50%を示す点は、5.0カ月と2.1カ月ということです（**図1**の→）。

LINK
・中央値→ p.29　・Kaplan–Meier プロット→ p.124-126
・95%信頼区間→ p.61-63

腕試し！－実際に論文を読んでみよう－

> ❷ 「No. at risk」とは、その時点までにイベント（がんの進行もしくは死亡）発現の危険に曝される人数（リスク集合の大きさ）です。
> 例えば、EDP-M群における0カ月目のNo. at riskは151人なので、がんの進行もしくは死亡の危険にさらされている人数が151人ということになります。6カ月目のNo. at riskも同様です。
> 6カ月目時点でのNo. at riskは66人ですので、0〜6カ月目より前に85人（＝151−66）が、イベント発現、もしくは、副作用や転院などに伴う途中の脱落によって打ち切られたことになります。
>
> ❸ 縦棒「｜」は、その時点で打ち切りがあったことを示しています。

log-rank検定の結果をみてみましょう。**$p$値**は0.001未満（$p<0.001$）でした。

$p$値が**有意水準**0.05未満でしたので、無増悪生存期間が2つの群で有意に異なることがわかります。**図1**と合わせてみれば、EDP-M群のほうが、Sz-M群より、無増悪生存期間が有意に長いことがわかります。

さらに、Cox比例ハザードモデルから推定された、EDM-P群のSz-M群に対するハザード比は0.55で、ハザード比の95%信頼区間は0.42–0.68でした。

ハザード比は1よりも小さく、その95%信頼区間が1を含んでいませんので、Sz-M群に対してEDM-P群は、統計的に有意に、増悪を約45%程度抑制しているといえます。

**LINK**
- $p$値 → p.81-83
- 有意水準 → p.78、82

## ●全生存期間を解析！

この研究では232人（全体のうち76.3%）が死亡し、そのうち、211人が増悪に伴い、死亡しました。各群の死亡数は、EDP-M群で108人、Sz-M群では124人でした。

### 図2 全生存期間

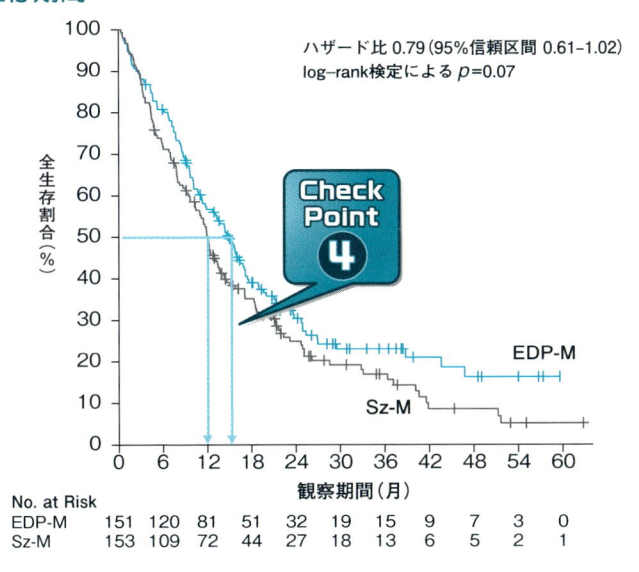

ハザード比 0.79（95%信頼区間 0.61-1.02）
log-rank検定による $p$=0.07

No. at Risk

| | 0 | 6 | 12 | 18 | 24 | 30 | 36 | 42 | 48 | 54 | 60 |
|---|---|---|---|---|---|---|---|---|---|---|---|
| EDP-M | 151 | 120 | 81 | 51 | 32 | 19 | 15 | 9 | 7 | 3 | 0 |
| Sz-M | 153 | 109 | 72 | 44 | 27 | 18 | 13 | 6 | 5 | 2 | 1 |

### Check Point

❹ EDP-M群の全生存期間中央値は、14.8カ月（95%信頼区間 11.3-17.1）、Sz-M群では、12.0カ月（95%信頼区間 10.3-13.6）でした。これは、Kaplan-Meier法による全生存期間の推定値からも確認できます。

log-rank検定の結果、$p = 0.07$でした。$p$値が有意水準0.05より大きいので、全生存期間が、2つの群で差があるとはいえないということになりました。

　さらに、Cox比例ハザードモデルから推定された、EDM-P群のSz-M群に対するハザード比は0.79（95%信頼区間0.61–1.02）でした。ハザード比は1よりも小さいので、EDM-P群のほうが生存を延長しているように思えます。しかし、ハザード比の95%信頼区間が1を含んでいますので、EDM-P群のほうが統計的に有意に生存を延長するとはいえません。

● 結　論
　無増悪生存期間は、第一選択治療としてEDP＋ミトタンのほうが、ストレプトゾン＋ミトタンよりも有意に延長しましたが、全生存期間に有意差は認められませんでした。

# 参考書籍

　本書は医薬統計の入門書ですので、統計理論の詳細については解説を割愛しました。さらに医薬統計を勉強したい人は、以下のような本を参考にするとよいでしょう。

1) 大橋靖雄、浜田知久馬：生存時間解析―SASによる生物統計．東京大学出版会、東京、1995．
2) 大橋靖雄、林 健一：わかりやすい医学統計の報告−医学論文作成のためのガイドライン．中山書店、東京、2011．
3) デビッド・ホスマー、スーザン・メイ、スタンリー・レメショウ：生存時間解析入門 原書第2版（五所正彦、監訳）．東京大学出版会、東京、2014．
4) Douglas G. Altman：医学研究における実用統計学（木船義久、佐久間 昭、訳）．サイエンティスト社、東京、1999．
5) 佐久間 昭：医薬統計Q&A．金原出版株式会社、東京、2007．
6) 佐藤俊哉：宇宙怪人しまりす 医療統計を学ぶ．岩波書店、東京、2005．
7) 佐藤俊哉：宇宙怪人しまりす 医療統計を学ぶ検定の巻．岩波書店、東京、2012．
8) 里見清一、吉村健一：誰も教えてくれなかった癌臨床試験の正しい解釈．中外医学社、東京、2011．
9) P. Armitage, G. Berry：医学研究のための統計的方法（椿 美智子、椿 広計、訳）．サイエンティスト社、東京、2001．
10) 椿 広計、佐藤俊哉、藤田利治：これからの臨床試験―医薬品の科学的評価―原理と方法．朝倉書店、東京、1999．
11) 東京大学教養学部統計学教室（編）：自然科学の統計学．東京大学出版会、東京、1991．
12) 永田 靖、吉田道弘：統計的多重比較法の基礎．サイエンティスト社、東京、1997．
13) 福原俊一：臨床研究の道標（みちしるべ）―7つのステップで学ぶ研究デザイン．健康医療評価研究機構、京都、2013．
14) 浜田知久馬：学会・論文発表のための統計学―統計パッケージを誤用しないために．真興交易医書、東京、2012．
15) 矢野栄二、橋本英樹、大脇和浩：ロスマンの疫学―科学的思考への誘い(第2版)．篠原出版新社、東京、2013．
16) 吉村 功：毒性・薬効データの統計解析．サイエンティスト社、東京、1987．
17) 吉村 功、大森 崇、寒水孝司：医学・薬学・健康の統計学―理論の実用に向けて．サイエンティスト社、東京、2009．

# 索 引

## あ
あわて者の誤り ･････････････････････････ 77
一元配置データ ･････････････････････････ 96
一般化Wilcoxon検定 ･･････････････････ 130
一般化可能性 ･････････････････････････････ 19
因果関係 ･･･････････････････････････････････ 55
因子 ･････････････････････････････････････ 96、99
打ち切り ･････････････････････････ 124、127
エラーバー ･･･････････････････････････････ 47
エンドポイント ･････････････････････････ 20
応答変数 ････････････････････････････････ 103
オッズ ･･･････････････････････････････ 70、119
　●比 ･････････････････････････････････ 69、148
重み ･･･････････････････････････････････････ 130

## か
回帰式 ･･･････････････････････････････････ 103
回帰直線 ････････････････････････････････ 104
回帰分析 ････････････････････････････････ 103
階級 ･･･････････････････････････････････････ 29
　●値 ･･･････････････････････････････････････ 29
外的妥当性 ･･･････････････････････････････ 19
カイ二乗検定 ･････････････････････ 113、129
過誤 ･･･････････････････････････････････････ 76
仮説検定 ･････････････････････････････ 72、113
神のみぞ知る真の状態 ･･･････････････ 77
間隔尺度 ･････････････････････････････････ 24
完全ランダム化 ･････････････････････ 132
偽陰性 ･････････････････････････････････････ 78
期待頻度 ･･･････････････････････････････ 113
帰無仮説 ･･･････････････････ 73、77、113、143
偽陽性 ･････････････････････････････････････ 78
共分散分析 ･･･････････････････････ 99、140
寄与率 ･･･････････････････････････････････ 105
偶然誤差 ･････････････････････････････････････ 9
区間 ･･･････････････････････････････････････ 29
　●推定 ･･･････････････････････････････････ 57
群間変動 ･････････････････････････････････ 97
群内変動 ･････････････････････････････････ 97
系統的差 ･････････････････････････････････ 10
決定係数 ････････････････････････････････ 105
検定 ･･･････････････････････････････････････ 72
　●統計量 ･････････････････････････････ 89、91
交互作用 ･････････････････････････････････ 98
交絡 ･･･････････････････････････････････････ 14
　●因子 ･･･････････････････････ 14、103、135

## さ
最小二乗法 ････････････････････････････ 104
散布図 ･･････････････････････････ 53、100、102

質的データ ･･････････････････････ 23、140
四分位点 ･･･････････････････････････ 52、147
四分位範囲 ･･･････････････････････････････ 52
死亡率 ･･･････････････････････････････････ 66
死亡割合 ････････････････････････ 66、117
重回帰分析 ････････････････････････････ 108
従属変数 ････････････････････････････････ 103
自由度 ･･･････････････････････････････ 41、88
主効果 ･･･････････････････････････････････ 98
出現頻度 ･･･････････････････････････････ 113
順序尺度 ･････････････････････････････････ 26
人年 ･･･････････････････････････････････････ 66
真の値 ･･･････････････････････････････････ 10
真のバラツキ ･･･････････････････････････ 38
真の平均 ･････････････････････････････････ 38
信頼区間 ･････････････････････････････ 57、61
信頼下限 ･････････････････････････････ 61、63
信頼上限 ･････････････････････････････ 61、63
水準 ･･･････････････････････････････････････ 96
推定 ･･･････････････････････････････････ 57、58
　●値 ･･･････････････････････････････････････ 45
図示表現法 ･････････････････････････ 33、48
正規分布 ････････････････････････ 39、40、61
生存曲線 ･･･････････････････････････ 124、128
生存割合 ････････････････････････････････ 123
成長曲線 ･････････････････････････････････ 43
生存時間 ･････････････････････････ 122、126
正の相関 ･････････････････････････････ 54、101
説明変数 ･･･････････････････････････ 103、135
セル度数 ･･･････････････････････････････ 113
線形 ･･･････････････････････････････････ 102
層化表示 ･････････････････････････････････ 13
相関 ･･･････････････････････････････････ 101
　●係数 ･･･････････････････････････ 101、106

## た
第1種の過誤 ････････････････････････ 77、95
第2種の過誤 ･････････････････････････････ 77
対応のある検定 ･････････････････････････ 87
代表値表現法 ･････････････････････････ 33
対立仮説 ･･･････････････････････ 73、77、113
多重性の問題 ･････････････････････････ 95
多重ロジスティック回帰分析 ･･････ 121
多値データ ･･･････････････････････････････ 25
多峰性 ･･･････････････････････････････････ 50
単回帰式 ････････････････････････････････ 103
単回帰分析 ････････････････････････ 103、117
単峰性 ･･･････････････････････････････････ 50
単盲検 ･･･････････････････････････････････ 20
中央値 ･･････････････････････････ 29、34、52、151
調整オッズ比 ･････････････････････････ 121
調整済み寄与率 ･････････････････････ 110
調整平均 ････････････････････････････････ 144
直線的関係 ････････････････････････････ 102
治療選択バイアス ･･･････････････････････ 17

| | |
|---|---|
| データ | 23 |
| 点推定 | 57 |
| ●値 | 57、62 |
| 等分散 | 93 |
| 独立変数 | 103 |
| 度数 | 29 |
| ●分布 | 28 |
| ●分布表 | 29、49 |

### な

| | |
|---|---|
| 内的妥当性 | 18 |
| 生データ | 45 |
| 二元配置データ | 98 |
| 二元配置分散分析 | 98 |
| 二重盲検 | 20 |

### は

| | |
|---|---|
| バイアス | 10 |
| 箱ひげ図 | 52 |
| ハザード | 134 |
| ●比 | 134、150 |
| 外れ値 | 51 |
| バラツキ | 9、37 |
| 反応変数 | 103 |
| 比 | 65 |
| 比較可能性 | 18 |
| ヒストグラム | 34、49 |
| 非線形 | 102 |
| 左に歪んだ分布 | 51 |
| 評価項目 | 20、122 |
| 標準化偏回帰係数 | 110 |
| 標準誤差 | 45、143 |
| 標準偏差 | 37、39、45、141 |
| 標本 | 18、57 |
| ●平均 | 38 |
| 比例尺度 | 23 |
| 比例ハザード性 | 136 |
| 比例ハザードモデル | 150 |
| ●による多変量解析 | 133 |
| 不等分散 | 93 |
| 負の相関 | 54、101 |
| 分割表 | 113 |
| 分散 | 37、93 |
| ●分析 | 95 |
| 分布 | 29 |
| 平均 | 32、141 |
| ●値 | 33 |
| 偏回帰係数 | 108 |
| 母集団 | 18 |
| 母平均 | 38 |
| ぼんやり者の誤り | 77 |

### ま

| | |
|---|---|
| 前向きランダム化非盲検試験 | 20 |
| 右に歪んだ分布 | 51 |

| | |
|---|---|
| 無作為化 | 17 |
| 無作為抽出 | 18 |
| 無作為割り付け | 17 |
| 名義尺度 | 25 |
| 盲検化 | 20 |
| 目的変数 | 103 |

### や

| | |
|---|---|
| 有意 | 13、15 |
| ●差 | 82、129 |
| ●症 | 74 |
| ●水準 | 78、82、88 |
| 有効率 | 65 |

### ら

| | |
|---|---|
| ランダム化 | 17 |
| ランダム割り付け | 17 |
| 罹患率 | 65、69 |
| リスク | 68 |
| ●比 | 69 |
| 率 | 65 |
| 量的データ | 23、140 |
| 累積度数 | 30 |
| ロジスティック回帰分析 | 118、146 |
| ロジスティック曲線 | 120 |
| ロジット変換 | 119 |

### わ

| | |
|---|---|
| 割合 | 65 |
| 割り付け | 146 |

### 英文

| | |
|---|---|
| Cox回帰分析 | 132 |
| Cox比例ハザードモデル | 152 |
| EBM | 2 |
| Fisherの正確確率検定 | 115 |
| IQR | 52、147 |
| Kaplan-Meierプロット | 124、151 |
| Kaplan-Meier法 | 122、150 |
| log-rank検定 | 129、150 |
| Pearsonの積率相関係数 | 105 |
| PROBE | 20 |
| $p$値 | 81 |
| Studentの$t$検定 | 92、141 |
| Welchの検定 | 93 |

### 数字・その他

| | |
|---|---|
| 1標本$t$検定 | 86、143 |
| 2値データ | 25 |
| 2標本$t$検定 | 87、90 |
| 95%信頼区間 | 61、63、134、148、151 |
| $\alpha$エラー | 77 |
| $\beta$エラー | 77 |
| $\chi^2$ | 114 |

[著者紹介]
**佐藤泰憲**
千葉大学大学院医学研究院未来医療グローバル治療学研究講座

**五所正彦**
愛知医科大学先端医学研究センター

## ゼロから学ぶ医薬統計教室

2014年9月1日　第1版第1刷発行
2021年3月1日　　　　　　第6刷発行

| ■著　者 | 佐藤泰憲　さとう　やすのり |
| --- | --- |
|  | 五所正彦　ごしょ　まさひこ |
| ■発行者 | 三澤　岳 |
| ■発行所 | 株式会社メジカルビュー社 |
|  | 〒162-0845　東京都新宿区市谷本村町2-30 |
|  | 電話　03 (5228) 2050 (代表) |
|  | ホームページ　http://www.medicalview.co.jp/ |
|  | 営業部　FAX 03 (5228) 2059 |
|  | E-mail　eigyo@medicalview.co.jp |
|  | 編集部　FAX 03 (5228) 2062 |
|  | E-mail　ed@medicalview.co.jp |
| ■印刷所 | 三美印刷株式会社 |

ISBN978-4-7583-0044-5　C3047

©MEDICAL VIEW, 2014.　Printed in Japan

・本書に掲載された著作物の複写・複製・転載・翻訳・データベースへの取り込みおよび送信（送信可能化権を含む）・上映・譲渡に関する許諾権は，(株)メジカルビュー社が保有しています．
・ JCOPY〈出版者著作権管理機構　委託出版物〉
本書の無断複写は著作権法上での例外を除き禁じられています．複写される場合は，そのつど事前に，出版者著作権管理機構（電話 03-5244-5088, FAX 03-5244-5089, e-mail：info@jcopy.or.jp）の許諾を得てください．

・本書をコピー，スキャン，デジタルデータ化するなどの複製を無許諾で行う行為は，著作権法上での限られた例外（「私的使用のための複製」など）を除き禁じられています．大学，病院，企業などにおいて，研究活動，診察を含み業務上使用する目的で上記の行為を行うことは私的使用には該当せず違法です．また私的使用のためであっても，代行業者等の第三者に依頼して上記の行為を行うことは違法となります．